中国住院患者
营养状况报告 2022

组织编写 国家卫生健康委医院管理研究所

主　编 郭淑岩　陈　伟

副主编 刘　琰　宋春花

人民卫生出版社
·北　京·

图书在版编目（CIP）数据

中国住院患者营养状况报告 . 2022 / 郭淑岩，陈伟
主编 . —北京：人民卫生出版社，2023.5
ISBN 978-7-117-34746-4

Ⅰ. ①中… Ⅱ. ①郭…②陈… Ⅲ. ①临床营养 —研
究报告 —中国 —2022 Ⅳ. ①R459.3

中国国家版本馆 CIP 数据核字（2023）第 069372 号

人卫智网	www.ipmph.com	医学教育、学术、考试、健康， 购书智慧智能综合服务平台
人卫官网	www.pmph.com	人卫官方资讯发布平台

中国住院患者营养状况报告（2022）
Zhongguo Zhuyuan Huanzhe Yingyang Zhuangkuang
Baogao（2022）

主　　编：	郭淑岩　陈　伟
出版发行：	人民卫生出版社（中继线 010-59780011）
地　　址：	北京市朝阳区潘家园南里 19 号
邮　　编：	100021
E - mail：	pmph @ pmph.com
购书热线：	010-59787592　010-59787584　010-65264830
印　　刷：	三河市宏达印刷有限公司
经　　销：	新华书店
开　　本：	710×1000　1/16　印张：7
字　　数：	129 千字
版　　次：	2023 年 5 月第 1 版
印　　次：	2023 年 6 月第 1 次印刷
标准书号：	ISBN 978-7-117-34746-4
定　　价：	59.00 元

打击盗版举报电话：010-59787491	E-mail：WQ @ pmph.com
质量问题联系电话：010-59787234	E-mail：zhiliang @ pmph.com
数字融合服务电话：4001118166	E-mail：zengzhi @ pmph.com

编　委（按姓氏笔画排序）

马文君　广东省人民医院（广东省医学科学院）

马向华　江苏省人民医院（南京医科大学第一附属医院）

王昆华　云南大学

丛明华　中国医学科学院北京协和医学院肿瘤医院

冯　霁　南昌大学第二附属医院

朱赛楠　北京大学第一医院

刘　莹　吉林市人民医院

刘　琰　中国医学科学院北京协和医院

刘　蓉　兰州大学第一医院

刘菊英　中南大学湘雅医院

齐玉梅　天津市第三中心医院

江　华　电子科技大学附属医院·四川省人民医院

许红霞　陆军军医大学大坪医院

孙　萍　山西医科大学第一医院

李　莉　新疆医科大学第一附属医院

李增宁　河北医科大学第一医院

杨大刚　贵州医科大学附属医院

宋春花　郑州大学

迟　强　哈尔滨医科大学附属第二医院

张　坚　中国疾病预防控制中心营养与健康所

张　英　陕西省人民医院

张　明　天津市第三中心医院

张片红　浙江大学医学院附属第二医院

张旭东　国家卫生健康委医院管理研究所

张勇胜　广西医科大学第一附属医院

陈　伟　中国医学科学院北京协和医院

陈改云　郑州大学第一附属医院

陈俊强　广西医科大学第一附属医院

林　帆　福建省立医院

周军德　哈尔滨医科大学附属第二医院

周春凌　哈尔滨医科大学附属第四医院

周海燕　海南医学院第一附属医院

赵　茜　宁夏回族自治区人民医院

赵玉兰　西藏自治区人民医院肿瘤内科

侯韦莲　中国科学技术大学附属第一医院

饶志勇　四川大学华西医院

施万英　中国医科大学附属第一医院

施咏梅　上海交通大学医学院附属瑞金医院

姚　颖　华中科技大学同济医学院附属同济医院

秦环龙　同济大学附属第十人民医院

翁　敏　昆明医科大学第一附属医院

郭淑岩　国家卫生健康委医院管理研究所

郭瑞芳　内蒙古自治区人民医院

唐尚锋　华中科技大学同济医学院

董四平　国家卫生健康委医院管理研究所

韩　婷　同济大学附属第十人民医院

韩　磊　青岛大学附属医院

程　博　北京医院

程振倩　山东第一医科大学第一附属医院（山东省千佛山医院）

熊　睿　青海省人民医院

参编人员名单（按姓氏笔画排序）

卜和美　江苏省人民医院（南京医科大学第一附属医院）

万　燕　南昌大学第二附属医院

王　帅　中国科学技术大学附属第一医院

王　宇　电子科技大学附属医院·四川省人民医院

王永俊　山东第一医科大学第一附属医院（山东省千佛山医院）

王海燕　宁夏回族自治区人民医院

扎西卓玛　青海红十字医院

吕红梅　吉林市人民医院

刘硒碲　广西医科大学第一附属医院

孙玉薇　哈尔滨医科大学附属第二医院

孙铭遥　福建省立医院

李　萌　国家卫生健康委医院管理研究所

杨　威　国家卫生健康委医院管理研究所

杨柳青　昆明医科大学第一附属医院
杨婷婷　国家卫生健康委医院管理研究所
肖本熙　广东省人民医院(广东省医学科学院)
肖慧娟　天津市第三中心医院
吴甜甜　郑州大学
邹园林　郑州大学
张　琴　中南大学湘雅医院
张　博　中国医科大学附属第一医院
张丕伟　华中科技大学同济医学院附属同济医院
陆彦妤　浙江大学医学院附属第二医院
陈一秋　同济大学附属第十人民医院
陈培培　新疆医科大学第一附属医院
周明明　郑州大学
郑　田　福建省立医院
赵　艳　江苏省人民医院(南京医科大学第一附属医院)
胡环宇　河北医科大学第一医院
侯　茜　中南大学湘雅医院
袁丽佳　中国人民解放军联勤保障部队第九二五医院
莫隆富　贵州医科大学附属医院
郭　静　陆军军医大学大坪医院
郭盼盼　同济大学附属第十人民医院
曹文婷　山西医科大学第一医院
符娇文　海南医学院第一附属医院
梁　锐　郑州大学第一附属医院

前　言

2016 年，习近平总书记在全国卫生与健康大会上提出，要把人民健康放在优先发展的战略地位。同年发布的《"健康中国 2030"规划纲要》明确指出要"坚持预防为主，推行健康文明的生活方式，营造绿色安全的健康环境，减少疾病的发生"，特别指出要"实施临床营养干预"。健康中国战略的提出标志着"大健康、大卫生"理念的确立，象征着我国卫生事业发展正从"以治病为中心"朝着"以人民健康为中心"的服务模式转变。2022 年 10 月 16 日习近平总书记在中国共产党第二十次全国代表大会上的报告指出，要"推进健康中国建设，把保障人民健康放在优先发展的战略位置"。加强营养治疗和营养支持正是体现"以人为本"、注重疾病治疗整体性的标志之一。营养治疗不但贯穿于各种疾病，而且贯穿于生命健康的各个阶段，是全生命周期健康都涉及的重要治疗手段。

临床营养学科是将疾病预防、治疗、康复三者有机统一的有效载体，营养治疗是减少患者并发症，降低死亡率，缩短住院时间，节省总体住院费用的有效途径，对其他临床学科的发展有显著增益作用。研究表明，已有营养不良或可能发生营养不良的患者才需要临床营养支持，所以有无营养不良与营养支持的应用密切相关，完善科学的营养评定是应用临床营养支持的科学基础。近十年国内外文献报道显示，住院患者有 30%~40% 处于营养不良。国外报道营养不良患者主要来自呼吸内科、重症监护病房（ICU）、神经科等，也有报道外科患者中有 20%~25% 超重。2016—2018 年由欧洲肠外肠内营养学会、美国肠外肠内营养学会牵头，汇集全球各地肠外肠内营养学术组织，包括中华医学会肠外肠内营养学分会，共同推出基于循证的全球通用营养不良诊断标准，这是全世界营养不良防治工作的重大进展。然而在针对东亚人体质指数（BMI）等营养基本数据的提供方面，我国却苦于没有发表的大规模数据。为此，国家卫生健康委医院管理研究所开展了"中国住院患者营养状况调查项目"，旨在规范性地采集基于中国人群的营养基础数据，并建立相应的数据管理规范，最终基于这些数据,应用人工智能技术形成中国人自己的营养大数据。

本报告数据来源于我国 31 个省(自治区、直辖市)291 家样本医院,项目组连续抽取符合纳入标准的新住院(非急诊)患者共 54 677 例,并对相关数据展开分析;此外,本报告还对中国医疗机构营养诊疗状况进行了分析。全书共分为五章,第一章介绍了项目开展的背景,介绍了我国不同人群的营养状况和营养不良带来的风险;第二章介绍了中国住院患者营养状况调查方法与内容,并明确了质量控制措施;第三章介绍了中国住院患者营养状况调查结果,并应用全球领导人营养不良倡议(GLIM)营养不良评定(诊断)标准评定出营养不良患者的营养状况;第四章介绍了中国医疗机构营养诊疗状况,对遴选的 37 家医院床位数量、营养支持团队、营养诊疗方案及专职营养医师或营养护师构建情况等内容进行了分析;第五章为结论及建议,分别针对中国住院患者营养状况调查和中国医疗机构公共调查提出结论和建议。希望本书的出版,可为广大临床工作者、卫生健康行业行政管理者和相关领域研究者提供工具书和参考书。按照研究计划,"中国住院患者营养状况调查项目"将会持续开展,以便及时了解人群变化,获得第一手营养数据,为健康中国建设助力。

本书数据收集整理和分析是一项具有挑战性的工作,尽管研究者尽力完善,但难免存在疏漏与不足之处,恳请相关专家和广大读者批评指正,以便进一步修订完善!

郭淑岩　陈　伟

2022 年 12 月

目　录

摘 要

背景与目的：近年来我国居民生活水平不断提高，营养供给能力显著增强，国民营养健康状况明显改善。然而，营养不足与过剩并存、营养相关疾病多发、营养健康生活方式尚未普及等问题依然是目前影响国民健康的重要因素。我国住院患者的营养不良发生率较高，而患者在治疗过程中接受营养支持的比例偏低，由此导致住院患者的营养状况较差，与不良临床结局如并发症的发生率、感染风险、住院时间、医疗费用增加等相关。合理的营养治疗不仅有利于提高患者的生活质量、改善治疗效果及减少并发症，还可以降低治疗成本。营养筛查和评估是营养管理的第一步，能够为患者后续的营养支持提供证据基础。目前，我国对住院患者营养诊治关注不足，仍缺乏针对存在营养风险或营养不良住院患者营养支持的大规模调查及营养支持对临床结局效益的研究证据。本研究包括中国住院患者营养状况调查和中国医疗机构公共调查两部分，前者面向各类疾病患者，规范化采集基于人群的营养基础数据，旨在调查中国成年住院患者的营养状况及分布特点，以期深入了解、掌握各类疾病患者营养与疾病之间的关系，建立面向中国人群的营养风险评估、营养诊断及营养治疗相关标准，进而改善住院患者的营养状况；后者面向医疗机构，规范化收集我国医疗机构的营养诊疗数据，调查我国医疗机构营养科的建设情况及对营养不良或营养风险患者的监测、干预及宣教现状，以期促进我国医疗机构营养科建设，提高营养诊疗的规范性和合理性，为推动临床营养产业的发展奠定基础。

方法：中国住院患者营养状况调查为多中心横断面研究，采用多阶段分层整群随机抽样方法，于2020年8月—2021年8月选取我国东、中及西部地区31个省（自治区、直辖市），在各省（自治区、直辖市）分别选取一家省级牵头医院及1~23家二级甲等以上的项目医院，连续抽取符合纳入排除标准的新住院（非急诊）患者。由于人力有限，一个自治区未能参与调查，最终抽取全国30个省（自治区、直辖市）291家医院共54 677例涉及16类疾病的新住院患者。在患者入院后的 24~48 小时内,调查收集其人口学信息、疾病诊断信息、体格检查指标(身高、体重、腰围、臀围、上臂围、小腿围、握力等)、实验室检测指标(血常规:白细胞计数、中性粒细胞百分比、淋巴细胞百分比、红细胞、血红蛋白、血小板等)、体成分测量及患者本次住院期间的营养干预方式等信息,采用营养风险筛查 2002(Nutrition Risk Screening,NRS 2002)对患者进行营养风险筛查,根据全球领导人营养不良倡议(Global Leadership Initiative on Malnutrition,GLIM)标准对患者进行营养不良评定。以年龄分组(18~44 岁、45~64 岁、65 岁及以上)为基础,在年龄分组基础上,根据性别对调查患者进行分组,对患者的社会人口学特征、入院后的疾病信息、体格检查及实验室检查指标等上述提及的信息进行描述。

中国医疗机构公共调查在中国住院患者营养状况调查所纳入的 291 家医院的基础之上,按照自愿参加的原则,在我国其他医院中同步遴选了 37 家医院进行横断面调查,收集各参与单位床位数量,营养支持团队、营养诊疗方案及专职营养医师或营养护师构建情况,对营养不良或营养风险患者的常规监测方法、干预措施及宣传册发放情况等信息,按照我国东、中、西部地区划分对上述信息进行描述。

结果:中国住院患者营养状况调查覆盖全国 291 家医院,共纳入 54 677 名患者,中位年龄为 62(51~70)岁,其中男性患者 31 315 人(57.3%),女性患者 23 362 人(42.7%)。汉族患者占绝大部分,多达 52 589 人(96.2%)。受教育程度为小学或初中患者占比最高,达 27 397 人(50.1%)。循环系统疾病的患者比例最高,多达 18 923 人(34.6%),其次为内分泌、营养及代谢性疾病[14 038 人(25.7%)]、肿瘤[12 451 人(22.8%)]等疾病。45~64 岁和 65 岁及以上两个年龄段患者中,男性循环系统疾病的患者比例最高。入院时有 28 516 人(52.2%)被诊断为单种疾病,26 161 人(47.8%)被诊断为两种或多种疾病。10 456 人(19.1%)入院时被诊断为营养不良或存在营养不良风险。体格检查结果显示,体质指数(body mass index,BMI)处于正常范围的患者最多,为 23 452 人(45.8%),其次为超重[17 102 人(33.4%)],肥胖[6 649 人(13.0%)],处于消瘦状态的患者最少,仅有 4 026 人(7.9%)。有 25 857 人(66.2%)属于中心型肥胖,6 263 人(15.7%)上臂围偏低,4 500 人(11.4%)小腿围偏低,13 857 人(42.4%)握力偏低。在各年龄段患者中,身高、体重、腰围、臀围、上臂围、握力、舒张压均为男性高于女性;青年及中年男性患者 BMI、收缩压也高于女性(均有 $P<0.001$)。此外,与同性别低年龄患者相比,高年龄女性患者 BMI、腰围增大,小腿围、握力降低,收缩压升高;高年龄男性患者 BMI、腰围、臀围、上臂围、小腿围、握力、舒张压降低,收缩压升高($P_{trend}<0.001$)。实验室检查结果显示,有 25 017 人(47.0%)红细胞计数偏低,13 073 人(24.7%)血红蛋白含量偏低,

17 009 人(39.1%)总胆固醇偏高,10 394 人(19.7%)白蛋白含量偏低,16 411 人(79.6%)前白蛋白含量偏低,275 人(19.5%)转铁蛋白含量偏低。人体成分测量结果显示,在各年龄段患者中,女性患者总体脂肪含量及体脂率高于男性;男性总瘦体重、身体总水分、细胞内水分、细胞外水分、总体相位角、四肢骨骼肌总量及四肢骨骼肌指数均高于女性(均有 $P<0.001$)。此外,与低年龄患者相比,高年龄患者的总瘦体重、身体总水分、细胞内水分、细胞外水分、总体相位角、四肢骨骼肌总量及四肢骨骼肌指数均呈下降趋势($P_{trend}<0.001$)。在全部调查患者中,报告存在营养风险(NRS 2002 ≥ 3 分)的患者有 12 715 人(23.3%)。在 45~64 岁和 65 岁及以上两个年龄段中,男性和未曾上学的患者存在营养风险的比例分别高于女性及其他受教育水平较高的患者(均有 $P<0.05$),营养风险率随着年龄的增长而升高($P_{trend}<0.001$),老年患者存在营养风险的比例达 35.9%。根据 GLIM 营养不良评定(诊断)标准,发现营养不良的患者共有 7 745 人(14.2%)。在 45~64 岁与 65 岁及以上两个年龄段中,男性营养不良患者显著多于女性(均有 $P<0.05$);未曾上学的患者诊断为营养不良的比例最高(19.9%),受教育程度为本科及以上的患者营养不良比例最低(9.5%)。与无营养风险或非营养不良者相比,存在营养风险或营养不良的患者中被诊断为传染病和感染性疾病、肿瘤、血液及造血器官疾病、呼吸系统疾病、消化系统疾病、肌肉骨骼系统疾病、免疫系统疾病及营养不良相关疾病的比例更高,被诊断为内分泌、营养及代谢性疾病,神经系统疾病,循环系统疾病,泌尿生殖系统疾病,妊娠、分娩和产后合并症的比例更低(均有 $P<0.05$)。本次住院期间未采用任何营养干预方式的患者最多,达 29 325 人(53.6%),在接受营养干预措施的全部患者中,采用肠内营养的患者多于肠外营养,其中经口医院膳食的患者最多,为 18 709 人(34.2%)。按照是否存在营养风险或营养不良分层,61.8%存在营养风险的患者或 63.9% 营养不良的患者接受了营养干预,在无营养风险或营养不良的患者中,也有约 40% 的患者接受了营养干预。

中国医疗机构公共调查共纳入 328 家医院,床位数量中位数为 1 894(1 303~2 770)张。具有专门的营养支持团队、具有标准的营养诊疗方案、具有专职营养医师或营养护师的医院比例分别为 90.9%、91.2%、97.6%;设有常规营养筛查和具有营养风险或营养不良确定标准的医院比例分别为 96.6% 和 98.5%;为营养风险或营养不良患者发放营养不良宣传册的医院比例为 79.3%。NRS 2002 是调查医院主要的营养监测方法,使用率为 96.6%。在对患者进行营养监测时,大多数调查医院(80.0%)通常在患者入院时为其测量体重。对于已存在营养不良或营养风险的患者,87.5% 的调查医院常规为其制定个体化营养治疗计划,83.2% 的调查医院常规启动治疗或营养干预,63.4%的调查医院常规为其计算能量及蛋白质需要量,55.2% 的调查医院会在查房时对该类患者的营养问题进行讨论。但仍有少量医院营养科建设较为落后，缺乏相关诊疗措施。将调查医院按照东、中、西部地区进行分组比较，结果显示，东部地区拥有专门营养支持团队的医院比例显著高于中部和西部地区（$P=0.001$）；东部地区医院为营养不良或营养风险患者常规制定个体化营养治疗计划及咨询临床营养方面专家的比例均显著高于中部和西部地区（均有 $P<0.05$）。

结论： 中国住院患者营养状况调查结果表明，在青年住院患者中，最常见内分泌系统疾病；在中老年住院患者中，最常见循环系统疾病。体格检查、实验室检测、人体成分测量的各项指标分析结果显示，老年患者的营养状况最令人担忧。根据 NRS 2002 营养风险筛查及 GLIM 标准所定义的营养不良，在中国住院患者中，老年患者、未曾上学的患者存在营养风险或营养不良的比例较高，诊断为传染病和感染性疾病、肿瘤、血液及造血器官疾病、呼吸系统疾病、消化系统疾病、肌肉骨骼系统疾病、免疫系统疾病及营养不良相关疾病等疾病类型的患者更容易存在营养风险或营养不良。此外，我国住院患者的营养干预率偏低，且患者的营养支持存在一定的不合理性，临床上应重点关注上述人群，医务人员需做好营养相关健康教育，提高住院患者的营养认知水平，建议所有患者入院后应采用 NRS 2002 工具常规进行营养风险筛查，存在营养风险的患者应按照 GLIM 标准完成营养不良评定，对于诊断为营养不良的患者，应确定营养不良程度并掌握患者的整体营养状况，减少对患者过度治疗的同时需要依据患者营养不良情况给予个性化营养支持治疗，从整体上改善住院患者的营养状况。中国医疗机构公共调查结果表明，目前我国医院的营养科建设逐渐趋于成熟，但有少量医院（特别是中部及西部地区医院）仍处于起步阶段，应重点关注，以提高营养诊疗的规范性、合理性，推动临床营养产业的发展。

第一章

背　景

近年来,我国居民生活水平不断提高,营养供给能力显著增强,国民营养健康状况明显改善。2020 年的研究显示,在过去 26 年中,5 岁以下儿童发育迟缓、消瘦和体重不足的患病率分别下降了 58.7%、53.4% 和 69.2%[1]。《中国居民营养与慢性病状况报告(2015 年)》显示,2002—2012 年,成人营养不良率由 8.5% 降至 6.0%,儿童和青少年发育迟缓率由 6.3% 降至 3.2%、消瘦率由 13.4% 降至 9.0%,妊娠期贫血率由 28.9% 降至 17.2%[2]。

尽管营养状况有所改善,但营养不足与过剩并存、营养相关疾病多发、营养健康生活方式尚未普及等问题依然存在,是目前影响国民健康的重要因素。中国南方学龄儿童的贫血患病率仍在 5%~11% 之间,约为其他地区的 3 倍,需要持续关注[3]。一项横断面调查显示,住院患者的营养不良率为 29.3%,且大部分患者未接受任何人工营养支持[4]。新冠肺炎患者中,27.5% 存在营养不良风险,52.7% 患有营养不良,低小腿围和低白蛋白是其营养不良的独立危险因素[5]。一项荟萃分析显示,心力衰竭患者营养不良的总患病率为 46%,并且与营养良好的患者相比,营养不良使心力衰竭患者的全因死亡风险增加 1.15 倍[6]。冠状动脉疾病患者中,轻度营养不良占 45.4%,中度或重度营养不良占 12.1%,营养不良与全因死亡风险显著增加相关[7]。一项针对中国恶性肿瘤患者开展的多中心横断面研究表示,肿瘤患者的轻度、中度和重度营养不良率分别达到 22.2%、31.3% 和 26.5%。其中,胆道恶性肿瘤患者重度营养不良率最高,达到 56.9%[8]。

由此可见,我国住院患者的营养不良发生率仍较高,患者在治疗过程中接受营养支持的比例偏低,导致患者的营养状况较差,营养不良与临床结局的关系亟需关注。国际上多项研究表明,营养不良是影响患者不良临床结局的独立危险因素[9-11]。营养不良使住院患者总并发症的发生率、感染风险、住院时间、死亡率、医疗费用等均大幅增加,其中,总并发症发生率增加 2.13 倍,感染风险增加 1.88 倍,住院时间延长 3.99 天[11],死亡率增加 2.61 倍,医疗费用增加 63%[12]。胃癌患者普遍存在营养不良状况,与治疗耐受性差和发病率增加有关,早期发现营养不良和有效的围手术期营养干预对胃癌的治疗起重要作用[13]。慢性阻塞性肺疾病(chronic obstructive pulmonary disease,COPD)患者的营养不良会加剧肺功能的损害,增加 COPD 患者感染、病情加重及死亡风险,并延长其住院时间[14]。此外,肺炎患者的白蛋白含量低与不良预后相关[15]。营养不良在高血压患者中也很常见,与长期心血管疾病和全因死亡率密切相关[16]。住院癌症患者营养不良的发生率很高。一项多中心横断面研究显示,41.3% 的肿瘤患者存在营养不良状况,只有 38.6% 的患者得到营养支持,63.2% 的患者抱怨食欲差,仅 14.0% 的患者接受过营养咨询,营养状况的恶化导致肿瘤患者的生活质量下降,并增强了免疫治疗的不良反应[17]。

合理的营养治疗不仅有利于改善患者的生活质量,减少并发症,还可以降低治疗成本。《柳叶刀》杂志发表的一项研究表明,针对营养不良或存在营养风险的内科住院患者实施个性化营养支持,有助于改善重要的临床结局,提高其生存率并降低再次入院率[18]。尤其对于癌症患者,个体化营养支持可以显著提高其生活质量,并有效降低死亡率[19]。然而,我国住院患者营养支持的应用率仅为35.03%,其中,肠内营养应用率为4.65%,肠外营养应用率为28.09%,肠内联合肠外营养应用率为2.28%[20]。因此,临床上需重视患者的营养状况,加大营养不良的筛查力度,对于营养不良患者应制定个性化的营养支持方案,改善患者的身体条件,为对症治疗提供保障。

营养筛查和评估是营养管理的第一步,为进一步的营养支持提供基础。目前对住院患者营养诊治关注的不足,高级别临床循证证据的缺乏,严重制约了患者营养规范诊治和整体诊治水平的提升。而且,我国仍缺乏针对营养不良或存在营养风险的住院患者营养支持情况的大规模调查及营养支持对于临床结局效益的研究证据。2008年蒋朱明等[21]调查了我国东、中、西部13个大城市19所三级甲等医院的15 098例住院患者,结果显示:营养不足和营养风险的总发生率分别为12.0%和35.5%。2017年崔红元等[22]对我国34所医院的6 638例住院患者展开调查,发现入院时营养不良和营养风险的总发生率分别为9.04%和42.34%,后者较2008年上升了近7个百分点。这些研究年份已经久远,且样本量较小,对于我国这样一个人口大国而言缺乏代表性。

因此,我国亟须面向各类疾病患者,大规模采集营养基础数据,调查患者的营养状况及营养支持情况,深入探讨各类疾病患者营养与临床结局之间的关系,建立面向中国人群的营养风险评估、营养诊断及营养治疗相关标准,进而改善住院患者营养状况,并推动临床营养产业的发展。为实现这一目标,从我国国情出发,立足我国住院患者营养健康现状和需求,调查中国住院患者营养状况十分必要。

为贯彻落实《国民营养计划(2017—2030年)》(国办发〔2017〕60号)文件精神,规范化采集基于人群的营养基础数据,形成我国营养大数据平台,推动营养健康数据互通共享,"国民营养基础数据库建设"项目于2020年1月正式启动。该项目于2020—2021年,对我国30个省(自治区、直辖市)共计291家医院(含1家总牵头医院和29家省级牵头医院,名单见附录)的成年住院患者开展了病例调查和数据报送工作,获得了具有全国代表性的54 677名住院患者营养与疾病数据,旨在调查中国成年住院患者的营养状况及分布特点。与此同时,该项目还面向我国医疗机构进行了中国医疗机构公共调查,收集了我国30个省(自治区、直辖市)共计328家医院的营养诊疗相关数据,旨在了解中国医疗机构营养科的建设情况及对营养不良或营养风险患者的监测、干预及宣教现状。该项目为深入了解、掌握各类疾病患者营养与疾病之间的关系,建立中国人群营养风险评估、营养诊断及营养治疗相关标准,促进中国医疗机构营养科建设,提高营养诊疗的规范性和合理性,进而改善住院患者的营养状况,推动临床营养产业的发展奠定了基础。

第二章

中国住院患者营养状况
调查方法与内容

▶▶ 一、调查目的

通过采集 7 个专科(消化系统、呼吸系统、心血管系统、内分泌系统、神经系统、泌尿系统和肿瘤)新住院(非急诊)患者的营养基础数据,形成大样本数据库,深入分析不同类型疾病患者营养与健康之间的关系,建立中国住院患者营养风险评估、营养诊断及营养治疗相关标准,进而改善住院患者营养状况,推动临床营养产业的发展。

▶▶ 二、调查类型

多中心横断面研究。

▶▶ 三、研究对象

"国民营养基础数据库建设"项目以我国行政地区划分为基础,遵循科学、经济、有效的原则,采用多阶段分层整群随机抽样方法进行抽样,于 2020 年 8 月—2021 年 8 月,选取我国东、中及西部地区 31 个省(自治区、直辖市),在各省(自治区、直辖市)分别选取一家省级牵头医院及 1~23 所二级甲等以上的项目医院,连续抽取符合纳入标准的新住院(非急诊)患者展开调查。从启动调查日至收满预设病例总数(200 例)为止。

(一)样本含量估算

本次抽样采用多阶段分层整群随机抽样方法进行抽样,按照 2017 年我国 34 所医院的 6 638 例住院患者营养风险的总发生率 42.34%[22]估算样本含量,应用下列样本含量公式计算每层样本含量:

$$N = \frac{Z^2 \left[P(1-P) \right]}{E^2}$$

其中:E 为制定可接受的误差范围,为 ±1%,即 E 值确定为 0.01;Z 为 95% 置信区间所对应的标准差,即 $Z=1.96$(约为 2);P 为住院患者营养风险的总发生率的经验统计值,即 $P=0.423\,4$。将上述数值代入公式,计算可得样本量为:$N=9\,765$(人),按照失访率 20% 估算,每层共需要 11 718 人。本次抽样按照东、中及西部地区分层抽样,一共三层,因此本次调查共需要 35 154 例患者。

(二) 纳入标准

1. 患有 7 个系统疾病(消化系统、呼吸系统、心血管系统、内分泌系统、神经系统、泌尿系统和肿瘤)的新住院(非急诊)患者。
2. 年龄 ≥ 18 岁。
3. 入院 24~48 小时内。

(三) 排除标准

1. 儿科及危重症患者。
2. 精神疾病及回忆障碍,不能正确回答问题者。
3. 缺乏行为能力者。
4. 存在经研究者判断不适宜纳入的其他情况。

▶▶ 四、伦理与知情同意

本研究已获得项目牵头单位中国医学科学院北京协和医院伦理委员会审查批准(编号:ZS-2614)。所有患者在调查前均进行了口头知情同意。

▶▶ 五、调查过程

国家卫生健康委医院管理研究所于 2020 年 1 月在上海启动了"国民营养基础数据库建设"项目。经专家组推荐,国家卫生健康委医院管理研究所以全国 31 个省(自治区、直辖市)行政地区划分为基础,基于各行政地区的实际情况,抽取全国 30 个省(自治区、直辖市)的 291 家医院作为项目医院(名单见附录)开展病例调查和数据报送工作。其中北京协和医院为总牵头医院,另设 29 家省级牵头医院。上述 30 家医院均设置牵头人、执行人、执行助理三级人员;每家牵头医院在所在行政区域内还设立 1~23 家卫星医院,设置召集人和执行人两级人员。2020 年 8 月 13 日,"国民营养基础数据库建设"项目在全国正式全面开展;2020 年 9 月 9 日"国民营养基础数据库"电子平台正式上线,实现了各项目单位数据的统一录入;2020 年 10 月 27 日,通过线上、线下相结合的方式顺利完成对所有项目医院牵头人、召集人、执行人和执行助理的培训;2021 年 8 月 2 日,所有项目医院完成数据收集工作;2021 年 10 月 5 日,数据的整理和分析工作完成。

▶▶ 六、调查方法

(一) 调查形式

为了满足复核效率及溯源性要求,本次调查采用纸质调查表与电子调查表双填报的方式,调查内容包含患者人口学信息、疾病信息、体格检查、体成分测量、营养风险筛查、营养评定等信息。首先需填写纸质调查表(填写时间约 20 分钟),每份病例调查结束后 1 周内,按照纸质调查表内容,登录国民营养基础数据电子平台(http://cnfd.niha.org.cn/)填写电子调查表。

(二) 调查内容

在入院 24~48 小时内,调查收集患者人口学、疾病诊断、体格检查(身高、体重、腰围、臀围、上臂围、小腿围、握力等)、实验室检测指标(血常规:白细胞计数、中性粒细胞百分比、淋巴细胞百分比、红细胞计数、血红蛋白、血小板计数等)、体成分测量、营养风险筛查 2002(Nutrition Risk Screening,NRS 2002)、全球领导人营养不良倡议(Global Leadership Initiative on Malnutrition,GLIM)营养评定(诊断)等信息。

▶▶ 七、指标定义及评价标准

1. **消瘦、超重、肥胖判定标准**　BMI<18.5kg/m² 为消瘦,18.5≤BMI<24.0kg/m² 为正常体重范围,24.0≤BMI<28.0kg/m² 为超重,BMI≥28kg/m² 为肥胖[23]。

中心型肥胖判定标准:男性腰围≥85cm、女性腰围≥80cm 为中心型肥胖[23]。

2. **腰围**　取两侧髂骨上缘至肋骨下缘之中间点,在平静呼气时测量,读数精确至 0.1cm。

3. **臀围**　臀部向后最突出部位的水平围长[24]。

4. **上臂围**　上肢自然下垂时,在上臂肱二头肌最粗处的水平围长。被检查者双臂自然下垂,掌心应向大腿侧,测量上臂中点周径,精确至 0.1cm。上臂围正常范围:男性 ≥24.75cm,女性 ≥23.22cm。

5. **小腿围** 小腿的最大周径。被检查者两腿开立同肩宽,在侧面将软卷尺放置于被检查者小腿最粗壮处,以水平位绕其 1 周,精确至 0.1cm[24]。小腿围正常范围:≥29cm。

6. **握力** 检查利侧手,使用弹簧握力器,站立位,伸肘测量握力,用利侧手最大力量测量至少 2 次,选取最大读数。握力正常范围:男性 ≥29.6kg,女性 ≥18.6kg。

7. **血压** 正常范围:收缩压 90~139mmHg,舒张压 60~89mmHg。高血压:在未服用降压药物的情况下,非同日 3 次测量收缩压 ≥140mmHg 和 / 或舒张压 ≥90mmHg,可诊断为高血压。如目前正在服用降压药物,血压虽 <140/90mmHg,仍诊断为高血压[25]。低血压:血压低于 90/60mmHg。

8. **实验室检查参数** 红细胞计数正常范围:男性 ≥4.5×10^{12}/L,女性 ≥4.0×10^{12}/L;血红蛋白正常范围:男性 ≥120g/L,女性 ≥110g/L;总胆固醇正常范围:<4.65mmol/L;白蛋白正常范围:≥35g/L;前白蛋白正常范围:≥0.28g/L;转铁蛋白正常范围:≥1.8g/L。

9. **营养风险筛查**(NRS 2002)[26]

(1)营养受损状况评分(取最高分):①0 分:营养状况正常;②1 分:3 个月内体重下降>5%,或前 1 周内食物摄入比正常需要量降低 25%~50%;③2 分:2 个月内体重下降>5%,或前 1 周内食物摄入比正常需要量低 50%~75%;④3 分:1 个月内体重下降>5%,或 3 个月内体重下降>15%,BMI<18.5kg/m^2,且一般情况差或前 1 周内食物摄入比正常需要量降低 75%~100%。

(2)疾病严重程度评分:①0 分:正常营养需要量;②1 分:一般恶性肿瘤、髋部骨折、长期血液透析、糖尿病、慢性疾病有急性并发症(肝硬化、COPD);③2 分:腹部大手术、脑卒中、重症肺炎、血液恶性肿瘤;④3 分:重症颅脑损伤、骨髓移植、急性生理与慢性健康 Ⅱ(acute physiology and chronic health evaluation Ⅱ,APACHE Ⅱ)评分>10 分的重症监护患者。

(3)年龄评分:①0 分:<70 岁;②1 分:≥70 岁。

(4)总分:营养受损状况评分 + 疾病严重程度评分 + 年龄评分。总分 ≥3 分,说明患者存在营养风险。

10. **调查患者营养评定**(GLIM)[27] 表现型指标包括:①非自主性的体重丢失:6 个月内体重下降>5% 或超过 6 个月体重下降>10%;②低体质量:若年龄<70 岁,则 BMI<18.5kg/m^2;若年龄 ≥70 岁,则 BMI<20.0kg/m^2;③肌肉量降低:四肢骨骼肌指数(appendicular skeletal muscle mass index,ASMI)男

性<7.0kg/m²，女性<5.7kg/m²。

$$ASMI = \frac{四肢骨骼肌总量（kg）}{身高（m）^2}$$

病因学指标包括：①存在食物摄入或吸收下降的情况；②存在疾病负担/炎症状态。

营养不良评定（诊断）的满足标准：患者存在营养风险（NRS 2002 ≥ 3 分）的基础上，需要至少符合 1 个表现型指标和 1 个病因学指标。

▶▶ 八、数据录入与统计分析

（一）调查资料整理

项目统一编制调查中心号、调查 ID 号和数据录入程序。各调查点在对收集的资料核对无误后按项目统一编制的程序将收集的资料输入计算机，建立数据库，上报总项目办公室，原始调查表格同期快递给总项目办公室。总项目办公室数据管理组对数据进行进一步核对、导出和数据清理后，再进行统计分析。所有项目参与单位在现场调查结束 3 个月内完成全部的数据录入和上报工作。

（二）统计分析

应用 IBM SPSS Statistics 26.0 软件对国民营养基础数据进行整理、归纳和统计分析。本次数据采取多重插补的方法进行临床缺失数据的填补，得到 5 组填补数据，然后立即进行插补后的统计分析。将填补后的数据统计描述与填补前进行比较，选择最优的一组数据（第 4 组）进行缺失值插补。分类变量采用率或构成比（%）进行描述，无序变量采用 χ^2 检验进行组间比较，有序变量采用 Mann-Whitney U 秩和检验比较。连续型变量，服从正态分布用均数 ± 标准差（$\bar{x} \pm SD$）描述，采用 t 检验进行组间比较；不服从正态分布用中位数（$P_{25} \sim P_{75}$）描述，采用 Mann-Whitney U 秩和检验进行组间比较。所有检验均为双侧概率检验，检验水准 $\alpha = 0.05$。

▶▶ 九、质量控制措施

(一) 专家论证及预调查修改完善的调查问卷

中国住院患者营养状况调查问卷参照世界营养日调查问卷,结合中国住院患者现状和可行性进行设计;设计完成后组织临床专家、流行病学专家、临床营养学专家等组成的专家团队进行讨论修改,随后组织项目组专家进行调查方案及调查表的可行性研讨,并根据其提出的建议进行修改;在正式开展调查前在项目牵头医院开展预调查,再次修订调查问卷,最终形成正式调查版的调查问卷。

(二) 建立完善的质量控制工作体系,安排专门的质量控制人员,各司其职完成各项质量控制任务

由国家卫生健康委、卫生健康委医院管理研究所建立领导小组,会同项目专家组、项目执行组、质量控制组和数据管理组一起,制定项目的质量控制方案,协调落实项目的各项质量控制工作。以项目质量控制组为基础,成立国家质量控制工作队,对各省(自治区、直辖市)的质量控制工作组、调查工作队及调查工作骨干进行统一培训和考核,并对现场调查进行技术指导及质量控制。各省(自治区、直辖市)成立本省(自治区、直辖市)质量控制工作组,对抽样、问卷调查、体格检查、实验室检测、数据管理等项目按照项目质量控制工作规范及方法,完成本省(自治区、直辖市)调查全过程的质量控制。区/县调查点设立专人负责对调查的各个环节进行质量控制。

(三) 统一调查的工作方案、测量用具及各环节的质量控制方法

项目执行组和专家组对调查方案进行多次论证,制定统一的工作方案,并统一提供全部调查表格及调查手册,对每种测量仪器的使用和测量方法做出详细说明。在抽样、问卷调查、体格检查、体成分采集、实验室检测、数据管理等各环节、各阶段确定质量控制方法,保证项目各环节按照统一的标准实施。

(四) 进行严格的培训和考核,确保各项质量控制措施的执行

制定统一的培训计划和培训方案,由国家质量控制工作组对各省(自治区、直辖市)的质量控制人员、调查骨干进行统一培训和考核。所有的质控人员和

调查员必须参加项目培训并通过考核后才能参加现场调查。

(五) 引进外部力量,对项目进行外部监督及评价

项目邀请专家[临床研究协调员(clinical research coordinator,CRC)]组成外部质量控制监督小组,对项目实施过程进行外部监督评价。

第三章

中国住院患者营养状况调查结果

▶▶ 一、调查患者人口基本情况

(一) 调查患者分布

本调查共计纳入 291 家医院, 54 677 例住院患者, 各省(自治区、直辖市)调查医院总数及调查患者总数情况详见表 3-1。

表 3-1　各省(自治区、直辖市)调查医院及患者数

省(自治区、直辖市)	调查医院数/家(占比)	调查患者数/例(占比)
北京	15(5.15%)	2 808(5.14%)
天津	3(1.03%)	593(1.08%)
河北	14(4.81%)	2 259(4.13%)
辽宁	9(3.09%)	1 480(2.71%)
上海	9(3.09%)	1 824(3.34%)
江苏	23(7.90%)	4 590(8.39%)
浙江	23(7.90%)	4 438(8.12%)
福建	10(3.44%)	2 008(3.67%)
山东	21(7.22%)	4 183(7.65%)
广东	13(4.47%)	2 360(4.32%)
海南	3(1.03%)	605(1.11%)
山西	11(3.78%)	2 223(4.07%)
吉林	5(1.72%)	715(1.31%)
黑龙江	5(1.72%)	495(0.91%)
安徽	10(3.44%)	1 881(3.44%)
江西	7(2.41%)	1 220(2.23%)
河南	24(8.25%)	4 382(8.01%)
湖北	14(4.81%)	2 721(4.98%)
湖南	15(5.15%)	2 824(5.16%)
内蒙古	4(1.37%)	798(1.46%)

续表

省（自治区、直辖市）	调查医院数 / 家（占比）	调查患者数 / 例（占比）
重庆	5（1.72%）	840（1.54%）
广西	6（2.06%）	1 189（2.17%）
四川	5（1.72%）	987（1.81%）
贵州	7（2.41%）	1 376（2.52%）
云南	8（2.75%）	1 623（2.97%）
陕西	9（3.09%）	1 721（3.15%）
甘肃	2（0.69%）	389（0.71%）
青海	2（0.69%）	398（0.73%）
宁夏	3（1.03%）	597（1.09%）
新疆	6（2.06%）	1 150（2.10%）
总计	291	54 677

（二）调查患者社会人口学特征

1. **性别和年龄** 本研究共纳入 54 677 例患者，中位年龄为 62（51~70）岁。其中，男性患者 31 315 人（57.3%），中位年龄为 62（52~70）岁；女性患者 23 362 人（42.7%），中位年龄为 61（51~70）岁。在 45~64 岁年龄段患者中，各细分年龄段（45~49 岁、50~54 岁、55~59 岁和 60~64 岁）的男性患者比例显著高于女性（$P<0.001$）。未发现 18~44 岁和 65 岁及以上年龄段患者中各细分年龄段的性别分布存在统计学差异（$P>0.05$）。详见表 3-2 和图 3-1。

表 3-2 性别和年龄构成

年龄 / 岁	男性		女性		合计		x^2	P
	n / 例	百分比 /%	n / 例	百分比 /%	n / 例	百分比 /%		
18~44	4 443	8.1	3 503	6.4	7 946	14.5	6.805	0.147
18~24	446	0.8	357	0.7	803	1.5		
25~29	560	1.0	454	0.8	1 014	1.9		
30~34	944	1.7	817	1.5	1 761	3.2		
35~39	1 087	2.0	835	1.5	1 922	3.5		
40~44	1 406	2.6	1 040	1.9	2 446	4.5		

续表

年龄/岁	男性		女性		合计		χ^2	P
	n/例	百分比/%	n/例	百分比/%	n/例	百分比/%		
45~64	13 885	25.4	10 788	19.7	24 673	45.1	37.421	<0.001
45~49	2 236	4.1	1 832	3.4	4 068	7.4		
50~54	3 204	5.9	2 764	5.1	5 968	10.9		
55~59	4 227	7.7	3 230	5.9	7 457	13.6		
60~64	4 218	7.7	2 962	5.4	7 180	13.1		
≥65	12 987	23.8	9 071	16.6	22 058	40.3	3.611	0.164
65~69	4 794	8.8	3 279	6.0	8 073	14.8		
70~74	3 671	6.7	2 521	4.6	6 192	11.3		
≥75	4 522	8.3	3 271	6.0	7 793	14.3		

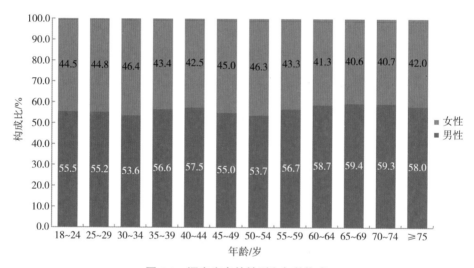

图3-1　调查患者的性别和年龄构成

2. **民族和受教育程度**　汉族患者居多,达 52 589 人(96.2%),其次为回族 384 人(0.7%)、满族 226 人(0.4%)、蒙古族 183 人(0.3%)和其他民族 1 292 人 (2.4%),不详 3 人。在 18~44 岁、45~64 岁、65 岁及以上 3 个年龄段中,均未发 现男性和女性患者的民族分布存在统计学差异(均有 $P>0.05$),详见表 3-3。 受教育程度为小学或初中患者占比最高,达 27 397 人(50.1%),其次为高中 13 170 人(24.1%)、本科及以上 7 134 人(13.0%)及未曾上学 6 087 人(11.1%)。

在 18~44 岁、45~64 岁、65 岁及以上 3 个年龄段中,男性患者的受教育程度均显著高于女性(均有 $P<0.05$),详见表 3-3。

表 3-3　调查对象社会人口学特征

人口学特征	18~44 岁		45~64 岁		≥65 岁	
	男性	女性	男性	女性	男性	女性
民族						
汉族	4 203 (94.6%)	3 288 (93.9%)	13 342 (96.1%)	10 309 (95.6%)	12 629 (97.2%)	8 818 (97.2%)
蒙古族	23 (0.5%)	16 (0.5%)	51 (0.4%)	42 (0.4%)	31 (0.2%)	20 (0.2%)
回族	38 (0.9%)	30 (0.9%)	84 (0.6%)	91 (0.8%)	82 (0.6%)	59 (0.7%)
满族	32 (0.7%)	19 (0.5%)	51 (0.4%)	56 (0.5%)	36 (0.3%)	32 (0.4%)
其他	147 (3.3%)	150 (4.3%)	357 (2.6%)	288 (2.7%)	209 (1.6%)	141 (1.6%)
不详	0	0	0	2	0	1
χ^2	6.192		8.578		1.198	
P	0.185		0.073		0.878	
教育程度						
未曾上学	72 (1.6%)	86 (2.5%)	600 (4.3%)	1 188 (11.0%)	1 667 (12.8%)	2 474 (27.3%)
小学或初中	1 265 (28.5%)	1 109 (31.7%)	6 916 (49.8%)	5 852 (54.2%)	7 461 (57.4%)	4 794 (52.8%)
高中(中专)	1 348 (30.3%)	948 (27.1%)	4 293 (30.9%)	2 691 (24.9%)	2 575 (19.8%)	1 315 (14.5%)
本科及以上	1 684 (37.9%)	1 311 (37.4%)	1 874 (13.5%)	878 (8.1%)	1 060 (8.2%)	327 (3.6%)
不详	74 (1.7%)	49 (1.4%)	202 (1.5%)	179 (1.7%)	224 (1.7%)	161 (1.8%)
U	-2.463		-22.861		-27.585	
P	0.014		<0.001		<0.001	

▶▶ 二、患者入院后疾病信息

（一）患者入院后疾病分类诊断

1. 患者疾病分类诊断类型　在全部调查患者中,循环系统疾病的患病人数最高,多达 18 923 人(34.6%)。其次为内分泌、营养及代谢性疾病[14 038 人(25.7%)],肿瘤[12 451 人(22.8%)],消化系统疾病[11 208 人(20.5%)],神经系统疾病[9 430 人(17.2%)],呼吸系统疾病[9 369 人(17.1%)]以及泌尿生殖系统疾病[8 170 人(14.9%)]。血液及造血器官疾病、肌肉骨骼系统疾病、传染病和感染性疾病以及眼鼻耳喉等附属器官疾病患者比例均不超过 2.0%,免疫系统疾病、营养不良相关疾病、皮肤及皮下组织疾病以及妊娠、分娩和产后合并症均不超过 1.0%。

18~44 岁年龄段患者中,男性内分泌、营养及代谢性疾病的患者比例最高,其次为消化系统疾病、循环系统疾病和泌尿生殖系统疾病。女性内分泌、营养及代谢性疾病的患者比例亦为最高,其次为泌尿生殖系统疾病、肿瘤和消化系统疾病。男性传染病和感染性疾病,内分泌、营养及代谢性疾病,神经系统疾病,循环系统疾病和消化系统疾病的患者比例显著高于女性(均有 $P<0.05$);女性肿瘤、血液及造血器官疾病、呼吸系统疾病、免疫系统疾病和泌尿生殖系统疾病的患者比例显著高于男性(均有 $P<0.05$)。

45~64 岁年龄段患者中,男性循环系统疾病的患者比例最高,其次为内分泌、营养及代谢性疾病,肿瘤和消化系统疾病。女性循环系统疾病的患者比例亦为最高,其次为肿瘤,内分泌、营养及代谢性疾病和消化系统疾病。男性神经系统疾病、眼鼻耳喉等附属器官疾病、循环系统疾病、呼吸系统疾病和消化系统疾病的患者比例均显著高于女性(均有 $P<0.05$);女性肿瘤、血液及造血器官疾病和免疫系统疾病的患者比例均显著高于男性(均有 $P<0.05$)。

65 岁及以上年龄段患者中,男性循环系统疾病的患者比例最高,其次为呼吸系统疾病、肿瘤和内分泌、营养及代谢性疾病。女性循环系统疾病的患者比例亦为最高,其次为内分泌、营养及代谢性疾病,神经系统疾病和消化系统疾病。男性肿瘤、呼吸系统疾病和泌尿生殖系统疾病的患者比例显著高于女性(均有 $P<0.05$);女性内分泌、营养及代谢性疾病,神经系统疾病,循环系统疾病和肌肉骨骼系统疾病的患者比例显著高于男性(均有 $P<0.05$),详见表 3-4。

表 3-4　不同年龄段不同性别患者疾病分类诊断类型

疾病分类诊断类型	18~44 岁			45~64 岁			≥65 岁			合计
	男性 (n=4 443)	女性 (n=3 503)	P	男性 (n=13 885)	女性 (n=10 788)	P	男性 (n=12 987)	女性 (n=9 071)	P	(n=54 677)
传染病和感染性疾病	93 (2.1%)	45 (1.3%)	0.006	182 (1.3%)	114 (1.1%)	0.069	159 (1.2%)	92 (1.0%)	0.148	685 (1.3%)
肿瘤	494 (11.1%)	759 (21.7%)	<0.001	3 362 (24.2%)	2 966 (27.5%)	<0.001	3 232 (24.9%)	1 638 (18.1%)	<0.001	12 451 (22.8%)
血液及造血器官疾病	71 (1.6%)	91 (2.6%)	0.002	232 (1.7%)	226 (2.1%)	0.014	245 (1.9%)	176 (1.9%)	0.774	1 041 (1.9%)
内分泌、营养及代谢性疾病	1 343 (30.2%)	805 (23.0%)	<0.001	3 639 (26.2%)	2 794 (25.9%)	<0.001	2 823 (21.7%)	2 634 (29.0%)	<0.001	14 038 (25.7%)
神经系统疾病	574 (12.9%)	367 (10.5%)	0.001	2 302 (16.6%)	1 643 (15.2%)	0.004	2 556 (19.7%)	1 988 (21.9%)	<0.001	9 430 (17.2%)
眼耳鼻喉等附属器官疾病	80 (1.8%)	47 (1.3%)	0.105	212 (1.5%)	129 (1.2%)	0.027	128 (1.0%)	88 (1.0%)	0.909	684 (1.3%)
循环系统疾病	918 (20.7%)	432 (12.3%)	<0.001	4 513 (32.5%)	3 169 (29.4%)	<0.001	5 398 (41.6%)	4 493 (49.5%)	<0.001	18 923 (34.6%)
呼吸系统疾病	470 (10.6%)	426 (12.2%)	0.027	2 079 (15.0%)	1 374 (12.7%)	<0.001	3 398 (26.2%)	1 622 (17.9%)	<0.001	9 369 (17.1%)

续表

疾病分类诊断类型	18~44 岁			45~64 岁			≥65 岁			合计 (n=54 677)
	男性 (n=4 443)	女性 (n=3 503)	P	男性 (n=13 885)	女性 (n=10 788)	P	男性 (n=12 987)	女性 (n=9 071)	P	
消化系统疾病	1 072 (24.1%)	677 (19.3%)	<0.001	3 082 (22.2%)	2 239 (20.8%)	0.006	2 385 (18.4%)	1 753 (19.3%)	0.072	11 208 (20.5%)
皮肤及皮下组织疾病	35 (0.8%)	16 (0.5%)	0.067	61 (0.4%)	46 (0.4%)	0.878	56 (0.4%)	39 (0.4%)	0.989	253 (0.5%)
肌肉骨骼系统疾病	74 (1.7%)	44 (1.3%)	0.134	208 (1.5%)	190 (1.8%)	0.104	168 (1.3%)	257 (2.8%)	<0.001	941 (1.7%)
免疫系统疾病	44 (1.0%)	56 (1.6%)	0.016	70 (0.5%)	115 (1.1%)	<0.001	79 (0.6%)	65 (0.7%)	0.326	429 (0.8%)
泌尿生殖系统疾病	912 (20.5%)	804 (23.0%)	0.008	1 961 (14.1%)	1 524 (14.1%)	0.993	2 068 (15.9%)	901 (9.9%)	<0.001	8 170 (14.9%)
妊娠、分娩和产后合并症	—	116 (3.3%)	—	—	9 (0.1%)	—	—	5 (0.1%)	—	130 (0.2%)
先天畸形/染色体异常	4 (0.1%)	5 (0.1%)	0.721*	3 (0.0%)	1 (0.0%)	0.802*	1 (0.0%)	1 (0.0%)	1.000**	15 (0.0%)
营养不良相关疾病	23 (0.5%)	27 (0.8%)	0.157	74 (0.5%)	68 (0.6%)	0.316	95 (0.7%)	61 (0.7%)	0.607	348 (0.6%)
不详	2 (0.0%)	0 (0.0%)	—	2 (0.0%)	4 (0.0%)	—	4 (0.0%)	2 (0.0%)	—	14 (0.0%)

注：* 表示连续性校正卡方检验；** 表示 Fisher 确切概率，其余均为 Pearson 卡方检验。

2. **患者疾病分类诊断率**　入院时有 28 516 人(52.2%)被诊断为单种疾病,26 161 人(47.8%)被诊断为两种及以上疾病。18~44 岁、45~64 岁年龄段患者中,男性两种及以上疾病诊断率高于女性,差异有统计学意义(均有 $P<0.05$)。65 岁及以上年龄段患者中,男性和女性疾病诊断率的差异无统计学意义($P=0.391$),详见图 3-2。

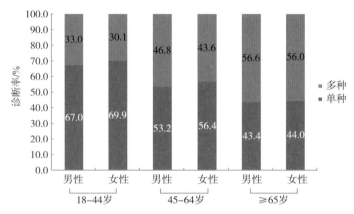

图 3-2　不同年龄段不同性别患者疾病分类诊断率

(二) 患者入院营养不良或存在营养不良风险诊断

调查患者中,10 456 人(19.1%)入院时被诊断为营养不良或存在营养不良风险。18~44 岁年龄段男性患者中诊断为营养不良或存在营养不良风险的比例和女性患者之间的差异无统计学意义($P=0.628$);45~64 岁年龄段患者中男性被诊断为营养不良或存在营养不良风险的人数显著高于女性($P=0.001$);65 岁及以上年龄段患者中,男性被诊断为营养不良或存在营养不良风险的人数显著高于女性($P=0.024$),详见图 3-3。

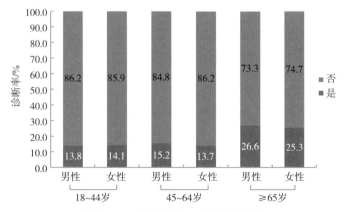

图 3-3　入院营养不良(风险)诊断率

▶▶ 三、患者入院 24~48 小时内体格检查结果及营养状况评价

(一) 患者体格检查结果

18~44 岁年龄段患者中,男性身高中位数为 172.0cm,高于女性(160.0cm);体重为 73.0kg,高于女性(58.5kg);BMI 为 24.7kg/m²,高于女性(22.8kg/m²);腰围为 89.6cm,高于女性(81.0cm);臀围为 97.0cm,高于女性(92.5cm);上臂围为 29.0cm,高于女性(26.9cm);小腿围为 36.0cm,高于女性(33.5cm);握力为 36.5kg,高于女性(23.6kg);舒张压为 82.0mmHg,高于女性(77.0mmHg);收缩压为 129.0mmHg,高于女性(120.0mmHg)(均有 $P<0.001$)。

45~64 岁年龄段患者中,男性身高中位数为 170.0cm,高于女性(159.0cm);体重为 69.0kg,高于女性(60.0kg);BMI 为 24.2kg/m²,高于女性(23.5kg/m²);腰围为 89.0cm,高于女性(84.5cm);臀围为 95.6cm,高于女性(94.0cm);上臂围为 28.5cm,高于女性(27.5cm);小腿围为 35.0cm,高于女性(33.1cm);握力为 32.0kg,高于女性(21.7kg);收缩压为 130.0mmHg,高于女性(128.0mmHg)(均有 $P<0.001$)。

65 岁及以上年龄段患者中,男性身高中位数为 168.0cm,高于女性(157.0cm);体重为 65.0kg,高于女性(58.2kg);BMI 为 23.2kg/m²,低于女性(23.4kg/m²);腰围为 87.3cm,高于女性(85.0cm);臀围为 94.3cm,高于女性(93.6cm);上臂围为 27.5cm,高于女性(27.0cm);小腿围为 33.4cm,高于女性(32.0cm);握力为 26.6kg,高于女性(18.2kg);舒张压为 78.0mmHg,高于女性(77.4mmHg);收缩压为 133.0mmHg,低于女性(135.0mmHg)(均有 $P<0.001$),详见表 3-5。

(二) 体格检查参数评价住院患者营养状况

BMI 是衡量人体胖瘦程度的指标,本研究获得 51 229 名患者的 BMI 数据,其中处于正常状态的患者最多,有 23 452 人(45.8%),其次为超重 17 102 人(33.4%),肥胖 6 649 人(13.0%),处于消瘦状态的患者最少,仅有 4 026 人(7.9%);获得 39 086 名患者的腰围数据,依据中心型肥胖判定标准,有 25 857 人(66.2%)属于中心型肥胖;获得 39 987 名患者的上臂围数据,其中有 6 263 人(15.7%)上臂围偏低;获得 39 382 名患者的小腿围数据,其中有 4 500 人(11.4%)小腿围偏低;获得 32 718 名患者的握力数据,其中有 13 857 人(42.4%)握力偏低。

表 3-5　不同年龄段不同性别患者体格检查结果

体格检查	18~44岁			45~64岁			≥65岁			P_{trend}	
	男性 (n=4 443)	女性 (n=3 503)	P	男性 (n=13 885)	女性 (n=10 788)	P	男性 (n=12 987)	女性 (n=9 071)	P	男性	女性
身高 /cm	172.0 (168.0~176.0)	160.0 (156.9~164.0)	<0.001	170.0 (165.0~173.0)	159.0 (155.0~162.1)	<0.001	168.0 (164.0~172.0)	157.0 (153.0~160.0)	<0.001	<0.001	<0.001
体重 /kg	73.0 (64.0~84.0)	58.5 (51.9~67.0)	<0.001	69.0 (60.9~76.0)	60.0 (53.6~66.8)	<0.001	65.0 (58.0~72.0)	58.2 (51.0~65.0)	<0.001	<0.001	<0.001
BMI/(kg·m^{-2})	24.7 (22.0~27.8)	22.8 (20.3~25.7)	<0.001	24.2 (21.8~26.4)	23.5 (21.4~26.0)	<0.001	23.2 (20.8~25.5)	23.4 (21.0~26.0)	<0.001	<0.001	0.091
腰围 /cm	89.6 (82.0~98.0)	81.0 (73.5~89.3)	<0.001	89.0 (82.0~95.8)	84.5 (78.0~95.8)	<0.001	87.3 (80.0~95.0)	85.0 (78.0~93.0)	<0.001	<0.001	<0.001
臀围 /cm	97.0 (90.7~103.3)	92.5 (87.0~99.1)	<0.001	95.6 (90.0~101.0)	94.0 (88.7~99.4)	<0.001	94.3 (89.0~100.0)	93.6 (87.9~100.0)	<0.001	<0.001	0.147
上臂围 /cm	29.0 (26.5~32.0)	26.9 (24.0~29.8)	<0.001	28.5 (26.0~31.0)	27.5 (25.0~30.0)	<0.001	27.5 (25.0~30.0)	27.0 (24.3~29.6)	<0.001	<0.001	<0.001
小腿围 /cm	36.0 (33.0~39.0)	33.5 (30.6~36.4)	<0.001	35.0 (32.0~37.5)	33.1 (30.6~36.0)	<0.001	33.4 (30.5~36.0)	32.0 (29.5~35.0)	<0.001	<0.001	<0.001
握力 /kg	36.5 (28.8~43.4)	23.6 (18.5~28.9)	<0.001	32.0 (24.8~39.0)	21.7 (16.8~27.0)	<0.001	26.6 (19.6~33.1)	18.2 (12.7~23.8)	<0.001	<0.001	<0.001
舒张压 /mmHg	82.0 (74.0~91.0)	77.0 (70.0~85.0)	<0.001	80.0 (74.0~90.0)	80.0 (71.5~87.2)	<0.001	78.0 (70.0~86.0)	77.4 (70.0~85.0)	<0.001	<0.001	<0.001
收缩压 /mmHg	129.0 (118.7~141.0)	120.0 (109.0~130.0)	<0.001	130.0 (120.0~144.0)	128.0 (118.0~142.0)	<0.001	133.0 (120.0~147.0)	135.0 (122.0~150.0)	<0.001	<0.001	<0.001

注：表中数据为中位数（P_{25}~P_{75}）。握力检测利测手；上臂围测量上臂中点周径；小腿围测量小腿最大周径。

　　18~44 岁年龄段患者中,男性 BMI 高于女性(P<0.001)。66.2% 的男性属于中心型肥胖,高于女性(52.6%);12.3% 的男性上臂围偏低,低于女性(19.0%);5.3% 的男性小腿围偏低,低于女性(10.7%)(均有 P<0.001)。

　　45~64 岁年龄段患者中,男性 BMI 高于女性(P<0.001)。67.2% 的男性属于中心型肥胖,低于女性(68.6%);6.6% 的男性小腿围偏低,低于女性(11.0%);34.5% 的男性握力偏低,高于女性(32.7%)(均有 P<0.001)。

　　65 岁及以上年龄段患者中,男性 BMI 低于女性(P<0.001)。62.3% 的男性属于中心型肥胖,低于女性(72.2%);20.9% 的男性上臂围偏低,低于女性(17.0%);13.1% 的男性小腿围偏低,低于女性(20.0%);62.4% 的男性握力偏低,高于女性(57.9%)(均有 P<0.001),详见图 3-4。

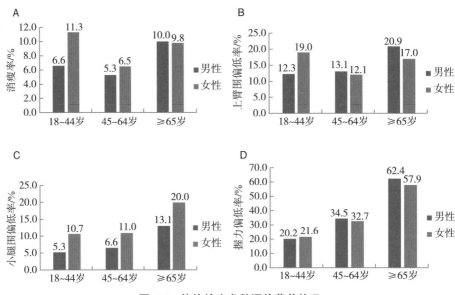

图 3-4 体格检查参数评价营养状况

⏩ 四、患者营养状况相关实验室指标检测结果及营养状况评价

(一)患者营养状况相关实验室检测结果

　　18~44 岁年龄段患者中,男性红细胞为 $4.9 \times 10^{12}/L$,高于女性($4.2 \times 10^{12}/L$);血红蛋白为 147.0g/L,高于女性(124.0g/L);总胆固醇为 4.4mmol/L,高于女性

(4.3mmol/L);白蛋白为42.1g/L,高于女性(40.7g/L);前白蛋白为245.6mg/L,高于女性(210.0mg/L)(均有 $P<0.001$)。

45~64岁年龄段患者中,男性红细胞为 4.5×10^{12}/L,高于女性(4.2×10^{12}/L);血红蛋白为140.0g/L,高于女性(126.0g/L);总胆固醇为4.3mmol/L,低于女性(4.7mmol/L);白蛋白为40.2g/L,低于女性(40.5g/L);前白蛋白为227.0mg/L,高于女性(217.0mg/L);转铁蛋白为2.1g/L,低于女性(2.2g/L)(均有 $P<0.05$)。

65岁及以上年龄段患者中,男性红细胞为 4.2×10^{12}/L,高于女性(4.1×10^{12}/L);血红蛋白为130.0g/L,高于女性(122.0g/L);总胆固醇为4.0mmol/L,低于女性(4.4mmol/L);白蛋白为37.9g/L,低于女性(38.8g/L)(均有 $P<0.001$),详见表3-6。

(二)实验室检测指标评价住院患者营养状况

本研究获得 53 274 名患者的红细胞检测数据,其中有 25 017 人(47.0%)红细胞计数偏低;获得 52 917 名患者的血红蛋白检测数据,有 13 073 人(24.7%)血红蛋白含量偏低;获得 43 541 名患者的总胆固醇检测数据,其中有 17 009 人(39.1%)总胆固醇偏高;获得 52 744 名患者的白蛋白检测数据,其中有 10 394 人(19.7%)白蛋白含量偏低;获得 20 609 名患者的前白蛋白检测数据,其中有 16 411 人(79.6%)前白蛋白含量偏低;获得 1 407 名患者的转铁蛋白检测数据,其中有 275 人(19.5%)转铁蛋白含量偏低。

18~44岁年龄段患者中,28.9%的男性红细胞计数偏低,低于女性(32.7%);15.7%的男性血红蛋白含量偏低,低于女性(29.5%);42.6%的男性总胆固醇含量偏高,高于女性(37.2%);12.9%的男性白蛋白含量偏低,低于女性(14.7%);65.2%的男性前白蛋白含量偏低,低于女性(83.8%)(均有 $P<0.001$)。

45~64岁年龄段患者中,47.9%的男性红细胞计数偏低,高于女性(34.7%);21.7%的男性血红蛋白含量偏低,高于女性(20.1%);37.8%的男性总胆固醇含量偏高,低于女性(50.8%);17.3%的男性白蛋白含量偏低,高于女性(13.6%);70.5%的男性前白蛋白含量偏低,低于女性(81.2%);22.3%的男性转铁蛋白含量偏低,高于女性(10.6%)(均有 $P<0.001$)。

65岁及以上年龄段患者中,66.5%的男性红细胞计数偏低,高于女性(46.3%);33.3%的男性血红蛋白含量偏低,高于女性(25.2%);28.2%的男性总胆固醇含量偏高,低于女性(41.2%);28.9%的男性白蛋白含量偏低,高于女性(22.7%);86.3%的男性前白蛋白含量偏低,低于女性(88.0%);26.2%的男性转铁蛋白含量偏低,高于女性(19.3%)(均有 $P<0.001$),详见图3-5。

表 3-6　不同年龄段不同性别患者营养相关实验室检查结果

实验室检查指标	18~44岁			45~64岁			≥65岁		
	男性 (n=4 443)	女性 (n=3 503)	P	男性 (n=13 885)	女性 (n=10 788)	P	男性 (n=12 987)	女性 (n=9 071)	P
红细胞/ (×10^12/L)	4.9 (4.4~5.3)	4.2 (3.9~4.6)	<0.001	4.5 (4.0~5.0)	4.2 (3.8~4.6)	<0.001	4.2 (3.7~4.7)	4.1 (3.6~4.4)	<0.001
血红蛋白/ (g/L)	147.0 (131.0~158.0)	124.0 (109.0~134.0)	<0.001	140.0 (123.0~152.0)	126.0 (113.0~136.0)	<0.001	130.0 (113.0~143.0)	122.0 (109.0~133.0)	<0.001
总胆固醇/ (mmol·L^{-1})	4.4 (3.6~5.4)	4.3 (3.5~5.2)	0.001	4.3 (3.4~5.2)	4.7 (3.8~5.6)	<0.001	4.0 (3.2~4.9)	4.4 (3.5~5.3)	<0.001
白蛋白/ (g·L^{-1})	42.1 (38.3~45.3)	40.7 (37.0~44.0)	<0.001	40.2 (36.6~43.3)	40.5 (37.3~43.7)	<0.001	37.9 (34.2~41.2)	38.8 (35.3~41.9)	<0.001
前白蛋白/ (mg·L^{-1})	245.6 (178.4~3 002.0)	210.0 (151.2~265.4)	<0.001	227.0 (161.1~284.0)	217.0 (159.5~267.5)	<0.001	201.7 (140.5~254.7)	200.0 (140.9~252.6)	0.401
转铁蛋白/ (g·L^{-1})	2.2 (2.0~3.0)	2.4 (2.0~3.3)	0.329	2.1 (1.8~2.6)	2.2 (2.0~2.7)	0.015	2.0 (1.7~2.5)	2.0 (1.8~2.5)	0.145

注：表中数据为中位数（P_{25}~P_{75}）。

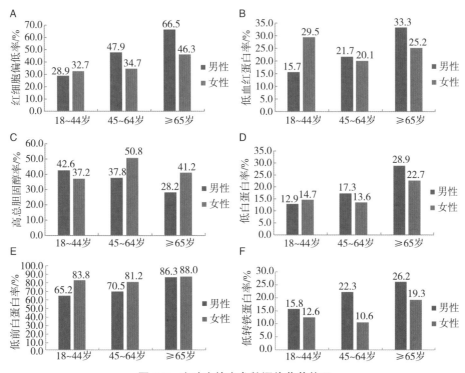

图 3-5　实验室检查参数评价营养状况

五、患者人体成分测量结果

18~44 岁年龄段患者中,男性体脂率中位数为 23.7%,低于女性(30.2%);男性总瘦体重为 56.1kg,高于女性(40.8kg);男性身体总体水分为 41.1kg,高于女性(30.0kg);男性细胞内水为 25.7kg,高于女性(18.5kg);男性细胞外水为 15.5kg,高于女性(11.6kg);男性总体相位角为 6.2°,高于女性(5.3°);男性四肢骨骼肌总量为 25.7kg,高于女性(18.7kg);男性 ASMI 为 8.6kg/m²,高于女性(7.3kg/m²)(均有 $P<0.001$)。

45~64 岁年龄段患者中,男性体脂率中位数为 24.0%,低于女性(32.5%);男性总体脂肪为 16.6kg,低于女性(19.2kg);男性总瘦体重为 52.2kg,高于女性(39.9kg);男性身体总水分为 38.3kg,高于女性(29.4kg);男性细胞内水为 23.8kg,高于女性(18.0kg);男性细胞外水为 14.9kg,高于女性(11.5kg);男性总体相位角为 5.6°,高于女性(5.0°);男性四肢骨骼肌总量为 23.8kg,高于女性(17.6kg);男性 ASMI 为 8.2kg/m²,高于女性(6.9kg/m²)(均有 $P<0.001$)。

　　65 岁及以上年龄段患者中,男性体脂率中位数为 25.8%,低于女性(33.8%);男性总体脂肪为 17.0kg,低于女性(19.5kg);男性总瘦体重为 48.5kg,高于女性(38.3kg);男性身体总水分为 35.8kg,高于女性(28.2kg);男性细胞内水为 21.8kg,高于女性(17.1kg);男性细胞外水为 14.1kg,高于女性(11.2kg);男性总体相位角为 4.8°,高于女性(4.5°);男性四肢骨骼肌总量为 21.8kg,高于女性(16.4kg);男性 ASMI 为 7.6kg/m^2,高于女性(6.6kg/m^2) (均有 $P<0.001$),详见图 3-6。

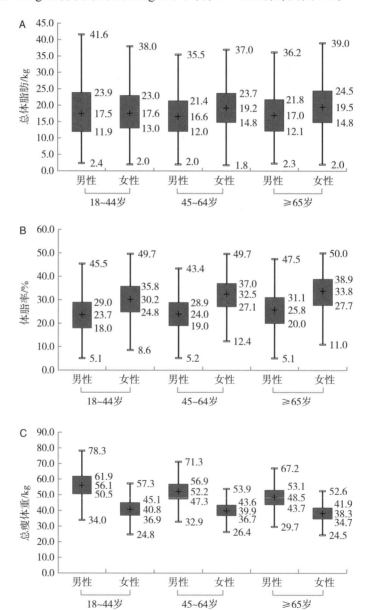

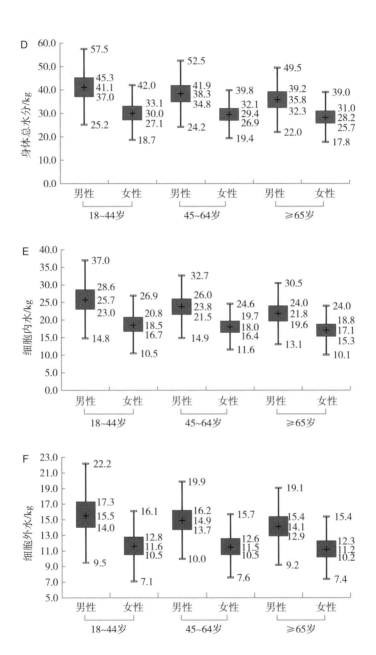

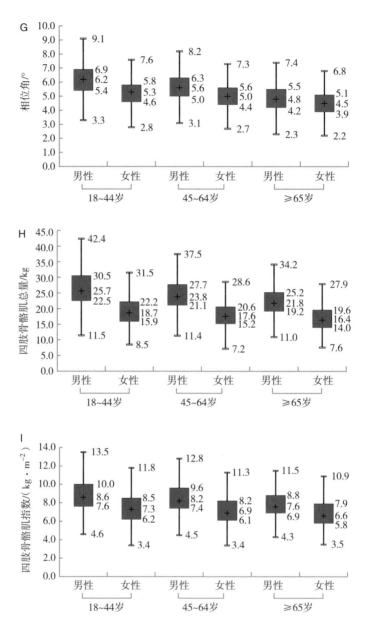

图 3-6　不同年龄段不同性别患者人体成分测量结果

　　与低年龄患者相比,随着年龄的增长,高年龄患者的总瘦体重、身体总水分、细胞内水分、细胞外水分、总体相位角、四肢骨骼肌总量及 ASMI 均呈下降趋势($P_{trend}<0.001$),详见图 3-6。

⏩ 六、住院患者营养风险筛查

(一) 营养状态评分

调查患者中,营养状态评分为 0 分(营养状况正常)、1 分(3 个月内体质量下降>5%、前一周内食物摄入比正常需要量低 25%~50%)、2 分(2 个月内体质量下降>5%,前一周内食物摄入比正常需要量低 50%~75%) 和 3 分(1 个月内体质量下降>5%,或 3 个月内体质量下降>15%,BMI<18.5kg/m^2,且一般情况差或前一周食物摄入比正常需要量低 75%~100%)的比例分别为 68.6%、17.0%、6.5% 和 7.9%。在 45~64 岁及 65 岁及以上两个年龄段中,男性和女性营养状态评分的分值构成存在统计学差异(均有 $P<0.05$);而在 18~44 岁的年龄段中,未发现男性和女性营养状态评分的分值构成存在统计学差异,详见图 3-7A。

(二) 疾病严重程度评分

本研究获得 54 660 名患者的疾病严重程度数据。疾病严重程度评分为 1 分的患者占比最高,达 37 768 人(69.1%); 评分为 0 分的患者为 10 745 人(19.7%); 评分为 2 分的患者为 5 696 人(10.4%); 评分为 3 分的患者为 451 人(0.8%)。在 18~44 岁、45~64 岁、65 岁及以上 3 个年龄段中,男性和女性患者疾病严重程度评分的分值构成存在统计学差异(均有 $P<0.05$),详见图 3-7B。

(三) 年龄评分

年龄评分为 0 分(<70 岁) 的患者共 40 692 人(74.4%),1 分(≥70 岁) 的患者共 13 985 人(25.6%)。男性患者中,年龄评分为 0 分的有 23 122 人(73.8%),评分为 1 分的有 8 193 人(26.2%); 女性患者中,年龄评分为 0 分的有 17 570 人(75.2%),评分为 1 分的有 5 792 人(24.8%)。男性和女性患者年龄评分的分值构成存在统计学差异($P<0.001$),详见图 3-7C。

(四) 总分

总分为 1 分的患者占绝大多数,高达 21 770 人(39.8%); 总分为 2 分的患者有 12 278 人(22.5%),0 分的患者有 7 897 人(14.4%),3 分的患者有 6 373 人(11.7%),4 分的患者有 3 907 人(7.1%),5 分的患者有 1 836 人(3.4%),6 分、7 分的患者占比均不超过 1.0%。在 18~44 岁、45~64 岁、65 岁及以上 3 个年龄段中,男性和女性患者总分的分值构成存在统计学差异(均有 $P<0.05$),详见图 3-7D~F。营养风险比例随着年龄的增长而升高($P_{trend}<0.001$),见图 3-8。

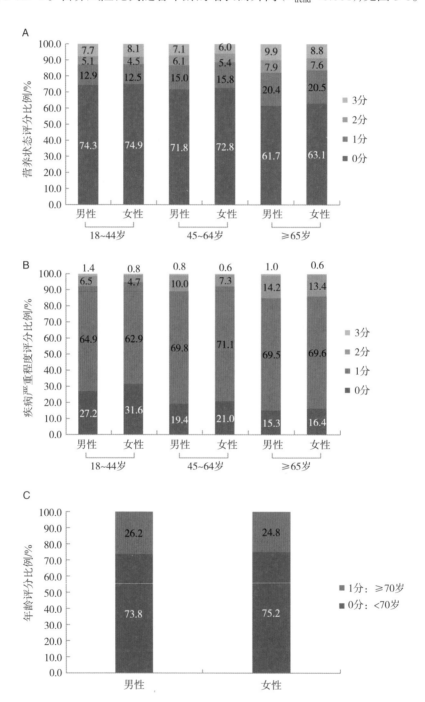

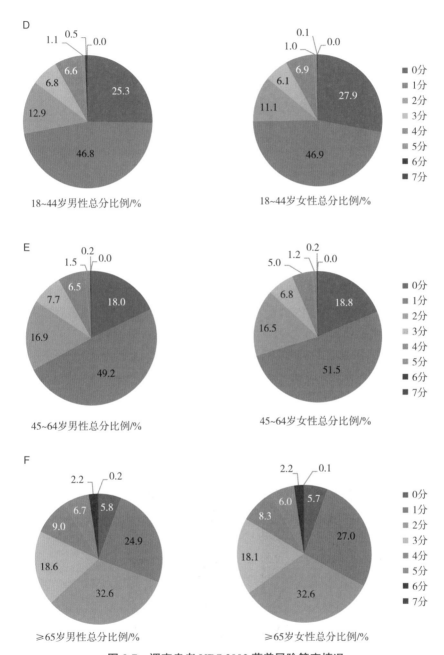

图 3-7 调查患者 NRS 2002 营养风险筛查情况

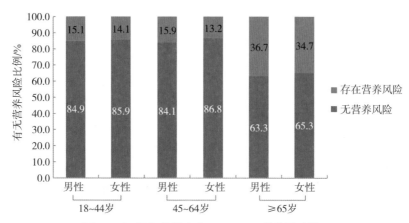

图 3-8 不同年龄段患者 NRS 2002 营养风险情况

(五) 患者营养风险评价

在全部调查患者中,报告存在营养风险的患者(NRS 2002 ≥ 3 分)为 12 715 人(23.3%)。18~44 岁年龄段男性和女性患者存在营养风险的比例无统计学差异(P=0.220);在 45~64 岁和 65 岁及以上年龄段中,男性患者存在营养风险的比例均显著高于女性患者(均有 P<0.05),详见图 3-8。

根据受教育程度、疾病诊断类型对调查患者进行分层分析,发现未曾上学者存在营养风险的比例最高(34.1%),受教育程度为本科及以上的患者存在营养风险的比例最低(14.7%),差异有统计学意义(P<0.001),详见图 3-9。与无营养风险者相比,存在营养风险的患者中被诊断为传染病和感染性疾病、肿瘤、血液及造血器官疾病、神经系统疾病、呼吸系统疾病、消化系统疾病、肌肉骨骼系统疾病、免疫系统疾病及营养不良相关疾病的比例更高;被诊断为

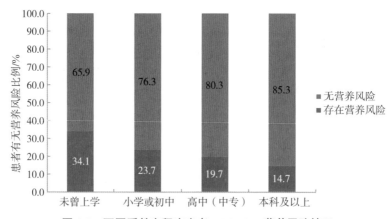

图 3-9 不同受教育程度患者 NRS 2002 营养风险情况

内分泌、营养及代谢性疾病,循环系统疾病,泌尿生殖系统疾病,妊娠、分娩和产后合并症等疾病的比例更低(均有 $P<0.05$),详见表 3-7。此外,存在营养风险的患者中占比较高的疾病类型有:循环系统疾病,肿瘤,消化系统疾病,呼吸系统疾病,神经系统疾病,内分泌、营养及代谢性疾病和泌尿生殖系统疾病($P<0.05$),均在 10% 以上,详见图 3-10。

表 3-7　不同疾病诊断类型的患者 NRS 2002 营养风险情况

疾病诊断类型		存在营养风险 ($n=12\,715$)	无营养风险 ($n=41\,945$)	合计 ($n=54\,660$)	x^2	P
传染病和感染性疾病						
	是	258 (2.0%)	427 (1.0%)	685 (1.3%)	80.607	<0.001
	否	12 457 (98.0%)	41 518 (99.0%)	53 975 (98.7%)		
肿瘤						
	是	3 832 (30.1%)	8 612 (20.5%)	12 444 (22.8%)	512.051	<0.001
	否	8 883 (69.9%)	33 333 (79.5%)	42 216 (77.2%)		
血液及造血器官疾病						
	是	407 (3.2%)	634 (1.5%)	1 041 (1.9%)	149.067	<0.001
	否	12 308 (96.8%)	41 311 (98.5%)	53 619 (98.1%)		
内分泌、营养及代谢性疾病						
	是	2 491 (19.6%)	11 545 (27.5%)	14 036 (25.7%)	321.756	<0.001
	否	10 224 (80.4%)	30 400 (72.5%)	40 624 (74.3%)		
神经系统疾病						
	是	2 881 (22.7%)	6 547 (15.6%)	9 428 (17.2%)	339.741	<0.001
	否	9 834 (77.3%)	35 398 (84.4%)	45 232 (82.8%)		

疾病诊断类型	存在营养风险 （n=12 715）	无营养风险 （n=41 945）	合计 （n=54 660）	x^2	P
眼耳鼻喉等附属器官疾病					
是	150 （1.2%）	534 （1.3%）	684 （1.3%）	0.689	0.407
否	12 565 （98.8%）	41 411 （98.7%）	53 976 （98.7%）		
循环系统疾病					
是	4 171 （32.8%）	14 745 （35.2%）	18 916 （34.6%）	23.798	<0.001
否	8 544 （67.2%）	27 200 （64.8%）	35 744 （65.4%）		
呼吸系统疾病					
是	3 118 （24.5%）	6 251 （14.9%）	9 369 （17.1%）	635.703	<0.001
否	9 597 （75.5%）	35 694 （85.1%）	45 291 （82.9%）		
消化系统疾病					
是	3 133 （24.6%）	8 072 （19.2%）	11 205 （20.5%）	174.321	<0.001
否	9 582 （75.4%）	33 873 （80.8%）	43 455 （79.5%）		
皮肤及皮下组织疾病					
是	60 （0.5%）	193 （0.4%）	253 （0.5%）	0.029	0.864
否	12 655 （99.5%）	41 752 （99.6%）	54 407 （99.5%）		
肌肉骨骼系统疾病					
是	285 （2.2%）	655 （1.6%）	940 （1.7%）	26.685	<0.001
否	12 430 （97.8%）	41 290 （98.4%）	53 720 （98.3%）		

续表

疾病诊断类型	存在营养风险 （n=12 715）	无营养风险 （n=41 945）	合计 （n=54 660）	χ^2	P
免疫系统疾病					
是	130 （1.0%）	299 （0.7%）	429 （0.8%）	12.009	0.001
否	12 585 （99.0%）	41 646 （99.3%）	54 231 （99.2%）		
泌尿生殖系统疾病					
是	1 494 （11.7%）	6 674 （15.9%）	8 168 （14.9%）	132.939	<0.001
否	11 221 （88.3%）	35 271 （84.1%）	46 492 （85.1%）		
妊娠、分娩和产后合并症					
是	12 （0.1%）	118 （0.3%）	130 （0.2%）	14.372	<0.001
否	12 703 （99.9%）	41 827 （99.7%）	54 530 （99.8%）		
先天畸形/染色体异常					
是	1 （0.0%）	14 （0.0%）	15 （0.0%）	1.478 3[*]	0.224
否	12 714 （100.0%）	41 931 （100.0%）	54 645 （100.0%）		
营养不良相关疾病					
是	240 （1.9%）	108 （0.3%）	348 （0.6%）	321.756	<0.001
否	12 475 （98.1%）	41 837 （99.7%）	54 312 （99.4%）		
不详					
是	2 （0.0%）	3 （0.0%）	5 （0.0%）	0.785	0.376
否	12 713 （100.0%）	41 942 （100.0%）	54 655 （100.0%）		

注:* 表示连续性校正卡方检验,其余均为 Pearson 卡方检验。

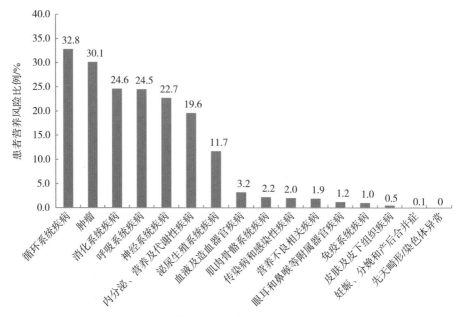

图 3-10　不同疾病诊断类型的患者 NRS 2002 营养风险情况

➡️ 七、住院患者营养评定

(一)体重丢失评估

6 个月内体重下降>5% 的患者有 9 477 人(17.3%)。在 18~44 岁年龄段中,6 个月内体重下降>5% 患者的性别分布无统计学差异($P=0.383$);在 45~64 岁与 65 岁及以上年龄段中,男性患者 6 个月内体重下降>5% 的比例显著高于女性患者(均有 $P<0.05$),详见图 3-11A。

超 6 个月体重下降>10% 的患者有 2 644 人(4.8%)。18~44 岁年龄段的男性和女性超 6 个月体重下降>10% 的患者比例差异无统计学意义($P=0.156$);在 45~64 岁与 65 岁及以上年龄段中,超 6 个月体重下降>10% 的男性患者比例显著高于女性患者(均有 $P<0.05$),详见图 3-11B。

(二)食物摄入或吸收下降评估

超过 2 周低于推荐能量摄入量的患者共有 10 985 人(20.1%)。在 18~44 岁及 45~64 岁两个年龄段中,超过 2 周低于推荐能量摄入量患者的性别分布无统计学差异(均有 $P>0.05$);而 65 岁及以上年龄段超过 2 周低于推荐能量摄入量的男性患者比例显著高于女性($P=0.030$),详见图 3-12A。

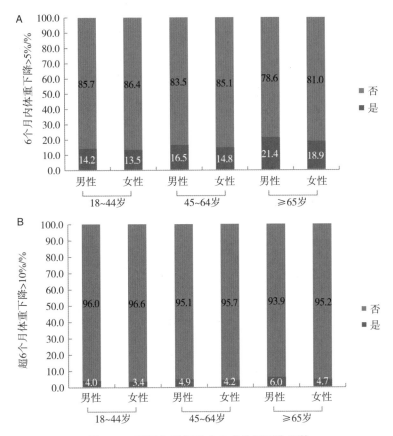

图 3-11　不同年龄段男女患者体重丢失评估

　　超过 1 周低于 50% 推荐能量摄入量的患者共有 5 314 人(9.7%)。在 18~44 岁、45~64 岁、65 岁及以上 3 个年龄段中,超过 1 周低于 50% 推荐能量摄入量的患者性别分布无统计学差异(均有 $P>0.05$),详见图 3-12B。

　　导致患者吸收不足或吸收障碍的胃肠道症状有吞咽困难、恶心 / 呕吐、腹泻、便秘、腹痛及其他症状。在全部调查患者中,吞咽困难的患者 2 192 人(4.0%);恶心 / 呕吐症状的患者 5 448 人(10.0%);腹泻的患者 2 198 人(4.0%);便秘的患者 3 827 人(7.0%);腹痛的患者 3 846 人(7.0%);其他症状的患者 2 788 人(5.1%)。在 18~44 岁年龄段中,男性吞咽困难者、有腹泻症状者及有其他胃肠道症状者的比例均显著高于女性;男性便秘的比例显著低于女性(均有 $P<0.05$)。在 45~64 岁年龄段中,男性吞咽困难者的比例显著高于女性;男性恶心 / 呕吐、便秘、有腹痛症状者的比例均显著低于女性(均有 $P<0.05$)。在 65 岁及以上年龄段中,男性吞咽困难者的比例显著高于女性;男性恶心 /

呕吐症状、腹痛者的比例显著低于女性(均有 $P<0.05$),详见表3-8。

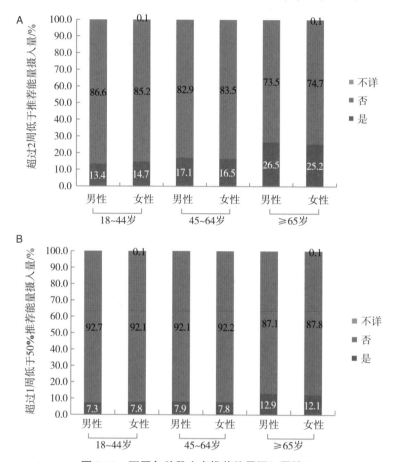

图 3-12　不同年龄段患者推荐能量摄入量情况

　　导致患者吸收不足或吸收障碍的临床疾病/状态有:短肠综合征、胰腺功能不全、减肥手术后、食管狭窄、胃轻瘫、肠梗阻、脂肪痢、排出量较大的胃肠造口及其他疾病。在全部调查患者中,短肠综合征患者 92 人(0.2%);胰腺功能不全患者 629 人(1.2%);减肥手术后患者 69 人(0.1%);食管狭窄患者 449 人(0.8%);胃轻瘫患者 321 人(0.6%);肠梗阻患者 346 人(0.6%);脂肪痢患者 101 人(0.2%);排出量较大的胃肠造口患者 281 人(0.5%);其他疾病患者 3 531 人(6.5%)。在 18~44 岁年龄段中,男性胰腺功能不全者及患有其他临床疾病者的比例显著高于女性;减肥手术后的男性比例显著低于女性(均有 $P<0.05$)。在 45~64 岁年龄段中,男性食管狭窄者的比例显著高于女性($P<0.001$)。在 65 岁及以上年龄段中,男性食管狭窄者的比例显著高于女性($P<0.001$),详见表 3-8。

表 3-8　不同年龄段患者食物吸收下降的情况

胃肠道症状/临床疾病状态	18~44 岁				45~64 岁				≥65 岁			
	男性 (n=4 443)	女性 (n=3 503)	χ^2	P	男性 (n=13 885)	女性 (n=10 788)	χ^2	P	男性 (n=12 987)	女性 (n=9 071)	χ^2	P
吞咽困难												
是	106 (2.4%)	58 (1.7%)	5.160	0.023	503 (3.6%)	245 (2.3%)	37.682	<0.001	833 (6.4%)	447 (4.9%)	21.532	<0.001
否	4 334 (97.5%)	3 442 (98.3%)			13 378 (96.3%)	10 537 (97.7%)			12 151 (93.6%)	8 619 (95.0%)		
不详	3 (0.1%)	3 (0.1%)			4 (0.0%)	6 (0.1%)			3 (0.0%)	5 (0.1%)		
恶心/呕吐												
是	409 (9.2%)	350 (10.0%)	1.414	0.234	1 111 (8.0%)	1 209 (11.2%)	73.315	<0.001	1 275 (9.8%)	1 094 (12.1%)	28.094	<0.001
否	4 032 (90.8%)	3 150 (89.9%)			12 769 (92.0%)	9 573 (88.7%)			11 708 (90.2%)	7 972 (87.9%)		
不详	2 (0.0%)	3 (0.1%)			5 (0.0%)	6 (0.1%)			4 (0.0%)	5 (0.1%)		
腹泻												
是	260 (5.9%)	149 (4.3%)	10.224	0.001	522 (3.8%)	390 (3.6%)	0.350	0.554	512 (3.9%)	365 (4.0%)	0.096	0.757
否	4 181 (94.1%)	3 351 (95.6%)			13 359 (96.2%)	10 392 (96.3%)			12 472 (96.1%)	8 701 (95.9%)		
不详	2 (0.0%)	3 (0.1%)			4 (0.0%)	6 (0.1%)			3 (0.0%)	5 (0.1%)		

续表

胃肠道症状/临床疾病/状态	18~44岁				45~64岁				≥65岁			
	男性 (n=4 443)	女性 (n=3 503)	χ^2	P	男性 (n=13 885)	女性 (n=10 788)	χ^2	P	男性 (n=12 987)	女性 (n=9 071)	χ^2	P
便秘												
是	155 (3.5%)	165 (4.7%)	7.584	0.006	788 (5.7%)	710 (6.6%)	8.777	0.003	1 147 (8.8%)	862 (9.5%)	2.929	0.087
否	4 286 (96.5%)	3 335 (95.2%)			13 092 (94.3%)	10 071 (93.3%)			11 837 (91.2%)	8 204 (90.4%)		
不详	2 (0.0%)	3 (0.1%)			5 (0.0%)	7 (0.1%)			3 (0.0%)	5 (0.1%)		
腹痛												
是	362 (8.2%)	266 (7.6%)	0.817	0.366	892 (6.5%)	821 (7.6%)	13.277	<0.001	828 (6.4%)	677 (7.4%)	9.994	0.002
否	4 079 (91.8%)	3 234 (92.3%)			12 989 (93.5%)	9 960 (92.3%)			12 156 (93.6%)	8 388 (92.5%)		
不详	2 (0.0%)	3 (0.1%)			4 (0.0%)	7 (0.1%)			3 (0.0%)	6 (0.1%)		
其他症状												
是	209 (4.7%)	130 (3.7%)	4.712	0.030	695 (5.0%)	508 (4.7%)	1.137	0.286	719 (5.5%)	527 (5.8%)	0.760	0.383
否	4 232 (95.3%)	3 370 (96.2%)			13 186 (95.0%)	10 273 (95.2%)			12 264 (94.4%)	8 538 (94.1%)		
不详	2 (0.0%)	3 (0.1%)			4 (0.0%)	7 (0.1%)			4 (0.0%)	6 (0.1%)		

续表

胃肠道症状/临床疾病/状态	18~44岁				45~64岁				≥65岁			
	男性 (n=4 443)	女性 (n=3 503)	χ^2	P	男性 (n=13 885)	女性 (n=10 788)	χ^2	P	男性 (n=12 987)	女性 (n=9 071)	χ^2	P
短肠综合征												
是	8 (0.2%)	8 (0.2%)	0.228	0.633	13 (0.1%)	18 (0.2%)	2.597	0.107	28 (0.2%)	17 (0.2%)	0.207	0.649
否	4 433 (99.8%)	3 492 (99.7%)			13 867 (99.9%)	10 763 (99.7%)			12 956 (99.8%)	9 048 (99.7%)		
不详	2 (0.0%)	3 (0.1%)			5 (0.0%)	7 (0.1%)			3 (0.0%)	6 (0.1%)		
胰腺功能不全												
是	100 (2.3%)	40 (1.1%)	13.897	<0.001	162 (1.2%)	126 (1.2%)	<0.001	0.991	121 (0.9%)	80 (0.9%)	0.145	0.704
否	4 341 (97.7%)	3 460 (98.8%)			13 717 (98.8%)	10 655 (98.7%)			12 862 (99.0%)	8 985 (99.1%)		
不详	2 (0.0%)	3 (0.1%)			6 (0.0%)	7 (0.1%)			4 (0.0%)	6 (0.0%)		
减肥手术后												
是	4 (0.1%)	13 (0.4%)	7.254	0.007	17 (0.1%)	16 (0.1%)	0.305	0.581	10 (0.1%)	9 (0.1%)	0.307	0.579
否	4 437 (99.9%)	3 487 (99.5%)			13 863 (99.8%)	10 765 (99.8%)			12 974 (99.9%)	9 056 (99.8%)		
不详	2 (0.0%)	3 (0.1%)			5 (0.0%)	7 (0.1%)			3 (0.0%)	6 (0.0%)		

续表

胃肠道症状/临床疾病/状态	18~44岁 男性 (n=4 443)	女性 (n=3 503)	χ^2	P	45~64岁 男性 (n=13 885)	女性 (n=10 788)	χ^2	P	≥65岁 男性 (n=12 987)	女性 (n=9 071)	χ^2	P
食管狭窄												
是	14 (0.4%)	9 (0.3%)	0.229	0.632	137 (1.0%)	39 (0.4%)	33.481	<0.001	182 (1.4%)	68 (0.7%)	20.223	<0.001
否	4 427 (99.6%)	3 491 (99.6%)			13 743 (99.0%)	10 742 (99.5%)			12 801 (98.6%)	8 997 (99.2%)		
不详	2 (0.0%)	3 (0.1%)			5 (0.0%)	7 (0.1%)			4 (0.0%)	6 (0.0%)		
胃轻瘫												
是	14 (0.3%)	20 (0.6%)	3.013	0.083	76 (0.5%)	55 (0.5%)	0.160	0.689	100 (0.8%)	56 (0.6%)	1.766	0.184
否	4 427 (99.6%)	3 480 (99.3%)			13 804 (99.4%)	10 725 (99.4%)			12 883 (99.2%)	9 009 (99.3%)		
不详	2 (0.1%)	3 (0.1%)			5 (0.0%)	8 (0.1%)			4 (0.0%)	6 (0.0%)		
肠梗阻												
是	20 (0.5%)	27 (0.8%)	3.430	0.064	75 (0.5%)	57 (0.5%)	0.016	0.901	105 (0.8%)	62 (0.7%)	1.105	0.293
否	4 421 (99.5%)	3 473 (99.1%)			13 804 (99.4%)	10 724 (99.4%)			12 879 (99.2%)	9 003 (99.3%)		
不详	2 (0.0%)	3 (0.1%)			6 (0.0%)	7 (0.1%)			3 (0.0%)	6 (0.0%)		

续表

胃肠道症状/临床疾病/状态	18~44 岁				45~64 岁				≥65 岁			
	男性 (n=4 443)	女性 (n=3 503)	χ^2	P	男性 (n=13 885)	女性 (n=10 788)	χ^2	P	男性 (n=12 987)	女性 (n=9 071)	χ^2	P
脂肪痢												
是	9 (0.2%)	8 (0.2%)	0.062	0.804	26 (0.2%)	18 (0.2%)	0.141	0.707	26 (0.2%)	14 (0.2%)	0.619	0.432
否	4 432 (99.8%)	3 492 (99.7%)			13 853 (99.8%)	10 763 (99.8%)			12 958 (99.8%)	9 051 (99.8%)		
不详	2 (0.0%)	3 (0.1%)			6 (0.0%)	7 (0.1%)			3 (0.0%)	6 (0.0%)		
排出量较大的胃肠造口												
是	26 (0.6%)	15 (0.4%)	0.938	0.333	79 (0.6%)	51 (0.5%)	1.071	0.301	72 (0.6%)	38 (0.4%)	1.968	0.161
否	4 415 (99.4%)	3 485 (99.5%)			13 799 (99.4%)	10 730 (99.5%)			12 912 (99.4%)	9 026 (99.5%)		
不详	2 (0.0%)	3 (0.1%)			7 (0.1%)	7 (0.1%)			3 (0.0%)	7 (0.1%)		
其他疾病												
是	291 (6.5%)	183 (5.2%)	6.138	0.013	837 (6.0%)	607 (5.6%)	1.772	0.183	926 (7.1%)	687 (7.6%)	1.571	0.210
否	4 148 (93.4%)	3 317 (94.7%)			13 040 (93.9%)	10 174 (94.3%)			12 058 (92.8%)	8 378 (92.4%)		
不详	4 (0.1%)	3 (0.1%)			8 (0.1%)	7 (0.1%)			3 (0.1%)	6 (0.0%)		

续表

胃肠道症状/临床疾病/状态	18~44岁				45~64岁				≥65岁			
	男性 (n=4 443)	女性 (n=3 503)	χ^2	P	男性 (n=13 885)	女性 (n=10 788)	χ^2	P	男性 (n=12 987)	女性 (n=9 071)	χ^2	P
是否存在食物摄入或吸收下降												
是	1 294 (29.1%)	1 008 (28.8%)	0.108	0.742	4 302 (31.0%)	3 340 (31.0%)	0.001	0.976	5 228 (40.3%)	3 677 (40.5%)	0.202	0.653
否	3 147 (70.8%)	2 492 (71.1%)			9 575 (69.0%)	7 440 (69.0%)			7 756 (59.7%)	5 387 (59.4%)		
不详	2 (0.1%)	3 (0.1%)			8 (0.1%)	8 (0.1%)			3 (0.0%)	7 (0.1%)		

注:近 2 周是否存在导致患者吸收不足或吸收障碍的胃肠道症状(吞咽困难,恶心/呕吐,腹泻,便秘,腹痛,其他症状);是否存在导致患者吸收不足或吸收障碍的临床疾病/状态(短肠综合征,胰腺功能不全,减肥手术后,食管狭窄,胃轻瘫,肠梗阻,脂肪痢,排出量较大的胃肠造口,其他疾病)。

存在食物摄入或吸收下降情况的患者有 18 849 人(34.5%),在 18~44 岁、45~64 岁、65 岁及以上 3 个年龄段中,存在食物摄入或吸收下降情况的患者性别分布无统计学差异(均有 $P>0.05$),详见图 3-13。

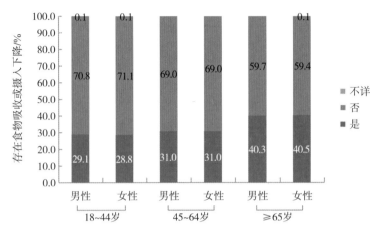

图 3-13　不同年龄段患者是否存在食物吸收或摄入下降

(三) 疾病负担 / 炎症状态评估

急性 / 重度疾病负担包括严重感染、烧伤、创伤、闭合性脑损伤及其他疾病。在全部调查患者中,严重感染患者 2 418 人(4.4%);烧伤患者 54 人(0.1%);创伤患者 564 人(1.0%);闭合性脑损伤患者 873 人(1.6%);其他急性 / 重度疾病患者 2 694 人(4.9%)。在 18~44 岁年龄段中,男性闭合性脑损伤患者的比例显著高于女性($P<0.001$)。在 45~64 岁年龄段中,男性严重感染、创伤、闭合性脑损伤患者的比例均显著高于女性(均有 $P<0.05$)。在 65 岁及以上年龄段中,男性严重感染、创伤患者的比例均显著高于女性(均有 $P<0.05$),详见表 3-9。

慢性炎症相关的疾病负担包括心功能衰竭、慢性阻塞性肺疾病、慢性肾病、慢性肝病、恶性肿瘤及其他慢性炎症相关疾病。在全部调查患者中,心功能衰竭患者 2 170 人(4.0%);慢性阻塞性肺疾病患者 2 243 人(4.1%);慢性肾病患者 3 685 人(6.7%);慢性肝病患者 2 156 人(3.9%);恶性肿瘤患者 11 802 人(21.6%);其他慢性炎症相关疾病患者 6 964 人(12.7%)。在 18~44 岁年龄段中,男性心功能衰竭、慢性肾病、慢性肝病及其他慢性炎症相关疾病患者的比例均显著高于女性;男性恶性肿瘤患者的比例显著低于女性(均有 $P<0.05$)。在 45~64 岁年龄段中,男性心功能衰竭、慢性阻塞性肺疾病、慢性肾病、慢性肝病患者的比例显著高于女性;男性恶性肿瘤患者的比例显著低于女性(均有

P<0.05)。在 65 岁及以上年龄段中,男性慢性阻塞性肺疾病及恶性肿瘤患者的比例显著高于女性;男性其他慢性炎症相关疾病患者的比例显著低于女性(均有 P<0.05),详见表 3-9。

急性或重度炎症状态临床指标包括发热(体温>38℃)高 C 反应蛋白(C-reactive Protein,CRP)水平(血清 CRP>3mg/L)和低蛋白血症(血清白蛋白<30g/L)。在全部调查患者中,发热患者 1 560 人(2.9%);高 CRP 水平患者 8 052 人(14.7%);低蛋白血症患者 3 497 人(6.4%)。在 18~44 岁年龄段中,男性高 CRP 水平患者的比例显著高于女性(P<0.001)。在 45~64 岁年龄段中,男性高 CRP 水平、低蛋白血症患者的比例均显著高于女性(均有 P<0.05)。在 65 岁及以上年龄段中,男性发热、高 CRP 水平及低蛋白血症患者的比例均显著高于女性(均有 P<0.05),详见表 3-9。

存在疾病负担 / 炎症状态的患者有 26 864 人(49.1%)。45~64 岁与 65 岁及以上两个年龄段中,存在疾病负担 / 炎症状态的男性患者比例均显著高于女性(均有 P<0.05),详见图 3-14。

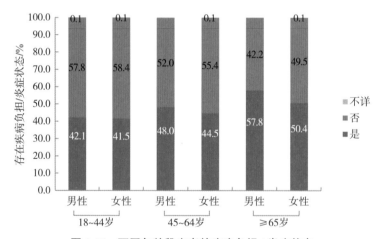

图 3-14　不同年龄段患者的疾病负担 / 炎症状态

(四) GLIM 营养状况评价

根据 GLIM 营养不良评定(诊断)标准:在患者存在营养风险(NRS 2002≥3 分)的基础上,需要至少符合 1 个表现型指标和 1 个病因学指标,最终评定出营养不良患者 7 745 人(14.2%)。在 45~64 岁与 65 岁及以上两个年龄段中,男性患者营养不良的比例均显著高于女性(均有 P<0.05),详见图 3-15。

依据受教育程度、疾病诊断类型对调查患者进行分层分析,发现未曾上学的患者营养不良的比例最高(19.9%),受教育程度为本科及以上的患者营养

表 3-9　不同年龄段患者的疾病负担 / 炎症状态

疾病负担/炎症状态	18~44 岁				45~64 岁				≥65 岁				合计 (n=54 677)
	男性 (n=4 443)	女性 (n=3 503)	χ^2	P	男性 (n=13 885)	女性 (n=10 788)	χ^2	P	男性 (n=12 987)	女性 (n=9 071)	χ^2	P	
严重感染													
是	150 (3.4%)	110 (3.1%)	0.339	0.561	512 (3.7%)	274 (2.5%)	25.887	<0.001	913 (7.0%)	459 (5.1%)	35.441	<0.001	2 418 (4.4%)
否	4 292 (96.6%)	3 390 (96.8%)			13 365 (96.3%)	10 505 (97.4%)			12 071 (92.9%)	8 606 (94.9%)			52 229 (95.5%)
不详	1 (0.0%)	3 (0.1%)			8 (0.1%)	9 (0.1%)			3 (0.0%)	6 (0.1%)			30 (0.1%)
烧伤													
是	2 (0.0%)	3 (0.1%)	0.071*	0.789	11 (0.1%)	10 (0.1%)	0.130	0.718	18 (0.1%)	10 (0.1%)	0.338	0.561	54 (0.1%)
否	4 440 (99.9%)	3 497 (99.8%)			13 866 (99.9%)	10 769 (99.8%)			12 966 (99.8%)	9 055 (99.8%)			54 593 (99.8%)
不详	1 (0.0%)	3 (0.1%)			8 (0.1%)	9 (0.1%)			3 (0.0%)	6 (0.1%)			30 (0.1%)
创伤													
是	59 (1.3%)	31 (0.9%)	3.421	0.064	163 (1.2%)	88 (0.8%)	7.725	0.005	148 (1.1%)	75 (0.8%)	5.210	0.022	564 (1.0%)
否	4 383 (98.6%)	3 469 (99.0%)			13 714 (98.8%)	1 0691 (99.1%)			12 835 (98.8%)	8 990 (99.1%)			54 082 (98.9%)
不详	1 (0.0%)	3 (0.1%)			8 (0.1%)	9 (0.1%)			4 (0.0%)	6 (0.1%)			31 (0.1%)

续表

疾病负担/炎症状态	18~44岁				45~64岁				≥65岁				合计
	男性 (n=4 443)	女性 (n=3 503)	χ^2	P	男性 (n=13 885)	女性 (n=10 788)	χ^2	P	男性 (n=12 987)	女性 (n=9 071)	χ^2	P	(n=54 677)
闭合性脑损伤													
是	87 (2.0%)	30 (0.9%)	16.362	<0.001	247 (1.8%)	111 (1.0%)	23.860	<0.001	244 (1.9%)	154 (1.7%)	0.980	0.322	873 (1.6%)
否	4 355 (98.0%)	3 470 (99.1%)			13 631 (98.2%)	10 669 (98.9%)			12 740 (98.1%)	8 911 (98.2%)			53 776 (98.4%)
不详	1 (0.0%)	3 (0.1%)			7 (0.1%)	8 (0.1%)			3 (0.0%)	6 (0.1%)			28 (0.1%)
其他急性/重度疾病													
是	204 (4.6%)	140 (4.0%)	1.659	0.198	595 (4.3%)	411 (3.8%)	3.493	0.062	764 (5.9%)	580 (6.4%)	2.465	0.116	2 694 (4.9%)
否	4 238 (95.4%)	3 360 (95.9%)			13 282 (95.7%)	10 368 (96.1%)			12 220 (94.1%)	8 485 (93.5%)			51 953 (95.0%)
不详	1 (0.0%)	3 (0.1%)			8 (0.1%)	9 (0.1%)			3 (0.0%)	6 (0.1%)			30 (0.1%)
心功能衰竭													
是	74 (1.7%)	38 (1.1%)	4.740	0.029	360 (2.6%)	191 (1.8%)	18.783	<0.001	835 (6.4%)	672 (7.4%)	8.099	0.004	2 170 (4.0%)
否	4 368 (98.3%)	3 462 (98.8%)			13 517 (97.3%)	10 589 (98.2%)			12 149 (93.5%)	8 392 (92.5%)			52 477 (96.0%)
不详	1 (0.0%)	3 (0.1%)			8 (0.1%)	8 (0.1%)			3 (0.0%)	7 (0.1%)			30 (0.1%)

续表

疾病负担/炎症状态	18~44 岁				45~64 岁				≥65 岁				合计 (n=54 677)
	男性 (n=4 443)	女性 (n=3 503)	χ^2	P	男性 (n=13 885)	女性 (n=10 788)	χ^2	P	男性 (n=12 987)	女性 (n=9 071)	χ^2	P	
慢性阻塞性肺疾病													
是	26 (0.6%)	25 (0.7%)	0.510	0.475	410 (3.0%)	133 (1.2%)	83.382	<0.001	1 237 (9.5%)	412 (4.5%)	191.491	<0.001	2 243 (4.1%)
否	4 416 (99.4%)	3 475 (99.2%)			13 469 (97.0%)	10 647 (98.7%)			11 747 (90.5%)	8 653 (95.4%)			52 407 (95.9%)
不详	1 (0.0%)	3 (0.1%)			6 (0.0%)	8 (0.1%)			3 (0.0%)	6 (0.1%)			27 (0.0%)
慢性肾脏病													
是	398 (9.0%)	269 (7.7%)	4.131	0.042	906 (6.5%)	626 (5.8%)	5.419	0.020	893 (6.9%)	593 (6.5%)	0.959	0.327	3 685 (6.7%)
否	4 044 (91.0%)	3 231 (92.2%)			12 973 (93.4%)	10 155 (94.1%)			12 091 (93.1%)	8 472 (93.4%)			50 966 (93.3%)
不详	1 (0.0%)	3 (0.1%)			6 (0.0%)	7 (0.1%)			3 (0.0%)	6 (0.1%)			26 (0.0%)
慢性肝病													
是	239 (5.4%)	89 (2.5%)	39.810	<0.001	695 (5.0%)	360 (3.3%)	41.203	<0.001	465 (3.6%)	308 (3.4%)	0.532	0.466	2 156 (3.9%)
否	4 203 (94.6%)	3 411 (97.4%)			13 184 (95.0%)	10 419 (96.6%)			12 519 (96.4%)	8 757 (96.5%)			52 493 (96.0%)
不详	1 (0.0%)	3 (0.1%)			6 (0.0%)	9 (0.1%)			3 (0.0%)	6 (0.1%)			28 (0.1%)

续表

疾病负担/炎症状态	18~44 岁 男性 (n=4 443)	18~44 岁 女性 (n=3 503)	χ^2	P	45~64 岁 男性 (n=13 885)	45~64 岁 女性 (n=10 788)	χ^2	P	≥65 岁 男性 (n=12 987)	≥65 岁 女性 (n=9 071)	χ^2	P	合计 (n=54 677)
恶性肿瘤													
是	440 (9.9%)	616 (17.6%)	100.534	<0.001	3 172 (22.8%)	2 635 (24.4%)	8.506	0.004	3 342 (25.7%)	1 597 (17.6%)	202.677	<0.001	11 802 (21.6%)
否	4 002 (90.1%)	2 884 (82.3%)			10 707 (77.1%)	8 145 (75.5%)			9 641 (74.2%)	7 468 (82.3%)			42 847 (78.4%)
不详	1 (0.0%)	3 (0.1%)			6 (0.0%)	8 (0.1%)			4 (0.0%)	6 (0.1%)			28 (0.1%)
其他慢性炎症相关疾病													
是	506 (11.4%)	344 (9.8%)	5.002	0.025	1 634 (11.8%)	1 211 (11.2%)	1.737	0.188	1 873 (14.4%)	1 396 (15.4%)	4.014	0.045	6 964 (12.7%)
否	3 936 (88.6%)	3 156 (90.1%)			12 245 (88.2%)	9 570 (88.7%)			11 111 (85.6%)	7 669 (84.5%)			47 687 (87.3%)
不详	1 (0.0%)	3 (0.1%)			6 (0.0%)	7 (0.1%)			3 (0.0%)	6 (0.1%)			26 (0.0%)
发热（T>38℃）													
是	133 (3.0%)	97 (2.8%)	0.345	0.557	332 (2.4%)	220 (2.0%)	3.421	0.064	506 (3.9%)	272 (3.0%)	12.605	<0.001	1 560 (2.9%)
否	4 309 (97.0%)	3 403 (97.1%)			13 547 (97.6%)	10 560 (97.9%)			12 478 (96.1%)	8 793 (96.9%)			53 090 (97.1%)
不详	1 (0.0%)	3 (0.1%)			6 (0.0%)	8 (0.1%)			3 (0.0%)	6 (0.1%)			27 (0.0%)

续表

疾病负担/炎症状态	18~44岁				45~64岁				≥65岁				合计
	男性 (n=4 443)	女性 (n=3 503)	χ²	P	男性 (n=13 885)	女性 (n=10 788)	χ²	P	男性 (n=12 987)	女性 (n=9 071)	χ²	P	(n=54 677)
高CRP水平													
是	614 (13.8%)	381 (10.9%)	17.385	<0.001	1 797 (12.9%)	1 125 (10.4%)	37.623	<0.001	2 650 (20.4%)	1 485 (16.4%)	57.115	<0.001	8 052 (14.7%)
否	2 995 (67.4%)	2 483 (70.9%)			9 341 (67.3%)	7 519 (69.7%)			8 046 (62.0%)	5 925 (65.3%)			36 309 (66.4%)
未测量	833 (18.7%)	635 (18.1%)			2 739 (19.7%)	2 134 (19.8%)			2 287 (17.6%)	1 655 (18.2%)			10 283 (18.8%)
不详	1 (0.0%)	4 (0.1%)			8 (0.1%)	10 (0.1%)			4 (0.0%)	6 (0.1%)			33 (0.1%)
低蛋白血症													
是	216 (4.9%)	193 (5.5%)	5.847	0.054	815 (5.8%)	484 (4.5%)	24.062	<0.001	1 173 (9.0%)	616 (6.8%)	36.069	<0.001	3 497 (6.4%)
否	4 132 (93.0%)	3 254 (92.9%)			12 831 (92.4%)	10 129 (93.9%)			11 568 (89.1%)	8 269 (91.2%)			50 183 (91.8%)
未测量	94 (2.1%)	52 (1.5%)			232 (1.7%)	167 (1.5%)			242 (1.9%)	180 (1.9%)			967 (1.7%)
不详	1 (0.0%)	4 (0.1%)			7 (0.1%)	8 (0.1%)			4 (0.0%)	6 (0.1%)			30 (0.1%)

注：* 表示连续性校正卡方检验，其余均为 Pearson 卡方检验。
是否存在以下急性/重度疾病负担（重度疾病负担（包括严重急性感染、烧伤、创伤、闭合性脑损伤、其他疾病）；是否存在以下慢性疾病相关的疾病负担（包括心功能衰竭、慢性阻塞性肺疾病、慢性肾疾病、慢性肝病、恶性肿瘤、其他慢性疾病相关疾病）；是否存在急性或重度炎症状态临床指标（包括发热：体温 >38℃；高 CRP 水平：血清 CRP>3mg/L；低蛋白血症：血清白蛋白 <30g/L）。

不良的比例最低(9.5%),详见图 3-16。与非营养不良者相比,营养不良患者中被诊断为传染病和感染性疾病、肿瘤、血液及造血器官疾病、呼吸系统疾病、消化系统疾病、肌肉骨骼系统疾病、免疫系统疾病及营养不良相关疾病的比例更高,被诊断为内分泌、营养及代谢性疾病,神经系统疾病,循环系统疾病,泌尿生殖系统疾病,妊娠、分娩和产后合并症的比例更低(均有 $P<0.05$),详见表 3-10。此外,营养不良患者中占比较高的疾病类型有:肿瘤,循环系统疾病,消化系统疾病,呼吸系统疾病,内分泌、营养及代谢性疾病,神经系统疾病和泌尿生殖系统疾病($P<0.05$),均在 10% 以上,详见图 3-17。

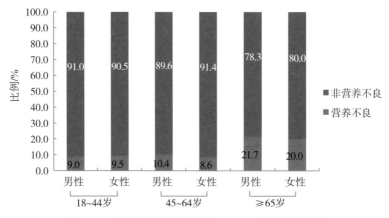

图 3-15　不同年龄段男女患者 GLIM 营养不良情况

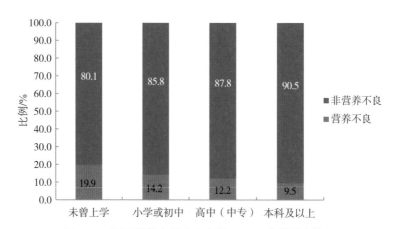

图 3-16　不同受教育程度患者的 GLIM 营养不良情况

表 3-10 不同疾病诊断类型的患者 GLIM 营养不良情况

疾病诊断类型	营养不良 ($n=7\,745$)	非营养不良 ($n=46\,932$)	合计 ($n=54\,677$)	χ^2	P
传染病和感染性疾病					
是	180(2.3%)	505(1.1%)	685(1.3%)	83.703	<0.001
否	7 565(97.7%)	46 427(98.9%)	53 992(98.7%)		
肿瘤					
是	2 946(38.0%)	9 505(20.3%)	12 451(22.8%)	1 195.655	<0.001
否	4 799(62.0%)	37 427(79.7%)	42 226(77.2%)		
血液及造血器官疾病					
是	257(3.3%)	784(1.7%)	1 041(1.9%)	96.645	<0.001
否	7 488(96.7%)	46 148(98.3%)	53 636(98.1%)		
内分泌、营养及代谢性疾病					
是	1 403(18.1%)	12 636(26.9%)	14 039(25.7%)	270.330	<0.001
否	6 342(81.9%)	34 296(73.1%)	40 638(74.3%)		
神经系统疾病					
是	1 210(15.6%)	8 220(17.5%)	9 430(17.2%)	16.669	<0.001
否	6 535(84.4%)	38 712(82.5%)	45 247(82.8%)		
眼耳鼻喉等附属器官疾病					
是	100(1.3%)	584(1.2%)	684(1.3%)	0.118	0.731
否	7 645(98.7%)	46 348(98.8%)	53 993(98.7%)		
循环系统疾病					
是	2 213(28.6%)	16 710(35.6%)	18 923(34.6%)	145.234	<0.001
否	5 532(71.4%)	30 222(64.4%)	35 754(65.4%)		
呼吸系统疾病					
是	2 086(26.9%)	7 283(15.5%)	9 369(17.1%)	610.102	<0.001
否	5 659(73.1%)	39 649(84.5%)	45 308(82.9%)		

续表

疾病诊断类型	营养不良 (n=7 745)	非营养不良 (n=46 932)	合计 (n=54 677)	χ^2	P
消化系统疾病					
是	2 080(26.9%)	9 128(19.4%)	11 208(20.5%)	223.783	<0.001
否	5 665(73.1%)	37 804(80.6%)	43 469(79.5%)		
皮肤及皮下组织疾病					
是	34(0.4%)	219(0.5%)	253(0.5%)	0.110	0.740
否	7 711(99.6%)	46 713(99.5%)	54 424(99.5%)		
肌肉骨骼系统疾病					
是	180(2.3%)	761(1.6%)	941(1.7%)	19.402	<0.001
否	7 565(97.7%)	46 171(98.4%)	53 736(98.3%)		
免疫系统疾病					
是	85(1.1%)	344(0.7%)	429(0.8%)	11.347	0.001
否	7 660(98.9%)	46 588(99.3%)	54 248(99.2%)		
泌尿生殖系统疾病					
是	909(11.7%)	7 261(15.5%)	8 170(14.9%)	72.957	<0.001
否	6 836(88.3%)	39 671(84.5%)	46 507(85.1%)		
妊娠、分娩和产后合并症					
是	5(0.1%)	125(0.3%)	130(0.2%)	11.412	0.001
否	7 740(99.9%)	46 807(99.7%)	54 547(99.8%)		
先天畸形/染色体异常					
是	1(0.0%)	14(0.0%)	15(0.0%)	0.214*	0.644
否	7 744(100.0%)	46 918(100.0%)	54 662(100.0%)		
营养不良相关疾病					
是	194(2.5%)	154(0.3%)	348(0.6%)	498.063	<0.001
否	7 551(97.5%)	46 778(99.7%)	54 329(99.4%)		
不详					
是	1(0.0%)	4(0.0%)	5(0.0%)	0.140*	0.708
否	7 744(100.0%)	46 928(100.0%)	54 672(100.0%)		

注:* 表示连续性校正卡方检验,其余均为 Pearson 卡方检验。

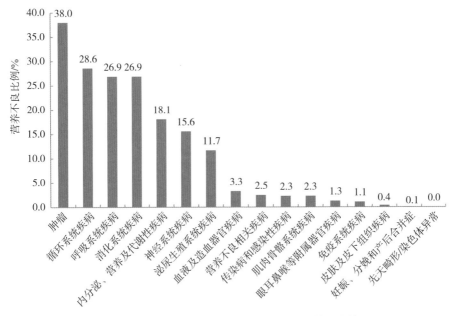

图 3-17　不同疾病诊断类型的患者 GLIM 营养不良情况

八、患者本次住院期间采用的营养干预

全部调查患者中,本次住院期间未采用营养干预的患者占比最高,达29 325 人(53.6%);采用营养干预措施的患者中,经口医院膳食者 18 709 人(34.2%),口服营养补充者 1 956 人(3.6%),肠外营养者 1 341 人(2.5%),经口医院膳食 + 口服营养补充者 1 347 人(2.5%),管饲肠内营养者 1 220 人(2.2%),采用经口医院膳食 + 肠外营养、口服营养补充 + 管饲肠内营养、经口医院膳食 + 管饲肠内营养、口服营养补充 + 肠外营养、管饲肠内营养 + 肠外营养、经口医院膳食 + 口服营养补充 + 管饲肠内营养、经口医院膳食 + 口服营养补充 + 肠外营养、口服营养补充 + 管饲肠内营养 + 肠外营养、经口医院膳食 + 管饲肠内营养 + 肠外营养、经口医院膳食 + 口服营养补充 + 管饲肠内营养 + 肠外营养方式的患者比例均低于 1%。

在 18~44 岁年龄段患者中,采用经口医院膳食、管饲肠内营养、肠外营养、口服营养补充 + 管饲肠内营养的男性患者多于女性;未采用营养干预方式、口服营养补充、经口医院膳食 + 肠外营养的女性患者多于男性。45~64 岁年龄段的患者中,采用经口医院膳食、口服营养补充、管饲肠内营养、肠外营养、经口医院膳食＋口服营养补充的男性患者多于女性；未采用营养干预方式的女性患者多于男性。65 岁及以上年龄段中，采用口服营养补充、管饲肠内营养、肠外营养、经口医院膳食＋肠外营养、口服营养补充＋管饲肠内营养、经口医院膳食＋口服营养补充的男性患者多于女性；未采用营养干预方式、经口医院膳食的女性患者多于男性。各年龄段采用不同营养干预方式的患者性别分布均存在显著的统计学差异（均有 $P<0.001$），详见表 3-11。

表 3-11 不同年龄段患者本次住院期间采用的营养干预方式

营养干预方式	18~44 岁		45~64 岁		≥65 岁	
	男性 （n=4 443）	女性 （n=3 503）	男性 （n=13 885）	女性 （n=10 788）	男性 （n=12 987）	女性 （n=9 071）
1	2 417 （54.5%）	2 075 （59.2%）	7 495 （54.0%）	6 131 （56.8%）	6 544 （50.3%）	4 663 （51.4%）
2	1 625 （36.6%）	1 108 （31.6%）	4 855 （35.0%）	3 660 （33.9%）	4 316 （33.2%）	3 145 （34.7%）
3	93 （2.1%）	120 （3.4%）	437 （3.1%）	328 （3.0%）	593 （4.6%）	385 （4.2%）
4	67 （1.2%）	27 （0.8%）	228 （1.6%）	115 （1.1%）	489 （3.8%）	294 （3.2%）
5	120 （2.7%）	72 （2.1%）	338 （2.4%）	206 （1.9%）	377 （2.8%）	228 （2.5%）
6	16 （0.4%）	17 （0.5%）	64 （0.5%）	51 （0.5%）	74 （0.6%）	41 （0.5%）
7	7 （0.2%）	3 （0.1%）	16 （0.1%）	11 （0.1%）	20 （0.2%）	6 （0.1%）
8	70 （1.6%）	60 （1.7%）	334 （2.4%）	210 （1.9%）	419 （3.2%）	254 （2.8%）
9	2 （0.0%）	1 （0.0%）	7 （0.1%）	3 （0.0%）	7 （0.1%）	3 （0.0%）
10	10 （0.2%）	4 （0.1%）	26 （0.2%）	17 （0.2%）	34 （0.3%）	18 （0.2%）
11	13 （0.3%）	10 （0.3%）	50 （0.4%）	32 （0.3%）	78 （0.6%）	21 （0.2%）

续表

营养干预方式	18~44 岁		45~64 岁		≥65 岁	
	男性 (*n*=4 443)	女性 (*n*=3 503)	男性 (*n*=13 885)	女性 (*n*=10 788)	男性 (*n*=12 987)	女性 (*n*=9 071)
12	0 (0.0%)	0 (0.0%)	6 (0.0%)	1 (0.0%)	6 (0.0%)	2 (0.0%)
13	1 (0.0%)	3 (0.1%)	19 (0.1%)	12 (0.1%)	19 (0.1%)	5 (0.1%)
14	0 (0.0%)	0 (0.0%)	2 (0.0%)	1 (0.0%)	3 (0.0%)	0 (0.0%)
15	0 (0.0%)	0 (0.0%)	1 (0.0%)	0 (0.0%)	1 (0.0%)	0 (0.0%)
16	0 (0.0%)	0 (0.0%)	0 (0.0%)	0 (0.0%)	3 (0.0%)	0 (0.0%)
不详	2 (0.0%)	3 (0.1%)	7 (0.1%)	10 (0.1%)	4 (0.0%)	6 (0.1%)
χ^2	52.204		44.620[*]		48.152[*]	
P	<0.001		<0.001		<0.001	

注:* 表示 Fisher 检验,其余为 Pearson 卡方检验。1:无;2:经口医院膳食;3:口服营养补充;4:管饲肠内营养;5:肠外营养;6:经口医院膳食+肠外营养;7:口服营养补充+管饲肠内营养;8:经口医院膳食+口服营养补充;9:经口医院膳食+管饲肠内营养;10:口服营养补充+肠外营养;11:管饲肠内营养+肠外营养;12:经口医院膳食+口服营养补充+管饲肠内营养;13:经口医院膳食+口服营养补充+肠外营养;14:口服营养补充+管饲肠内营养+肠外营养;15:经口医院膳食+管饲肠内营养+肠外营养;16:经口医院膳食+口服营养补充+管饲肠内营养+肠外营养。

　　按照是否存在营养风险或营养不良,对患者的营养支持情况进行分层分析,发现 61.8% 有营养风险(NRS 2002≥3 分)的患者接受了营养干预,而41.6% 无营养风险(NRS 2002<3 分)的患者也接受了营养干预。在存在营养风险的患者中,52.0% 接受肠内营养,6.5% 接受肠外营养,3.3% 接受联合肠内和肠外营养,详见图 3-18。63.9% 的营养不良患者接受了营养干预,43.5% 的非营养不良患者接受了营养干预。在营养不良的患者中,53.7% 接受肠内营养,6.6%接受肠外营养,3.6% 接受联合肠内和肠外营养,详见图 3-19。

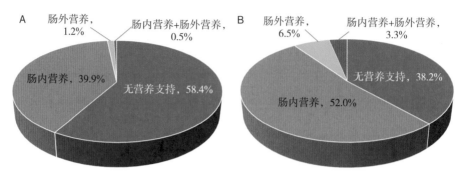

图 3-18   有无营养风险患者的营养支持情况

注:A.无营养风险患者;B.存在营养风险患者。

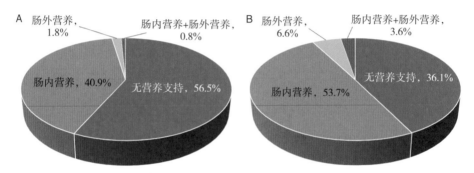

图 3-19   是否营养不良患者的营养支持情况

注:A.非营养不良患者;B.营养不良患者。

第四章

中国医疗机构营养诊疗状况

▶▶ 一、中国医疗机构公共调查简介

中国医疗机构公共调查在中国住院患者营养状况调查所纳入的 291 家医院的基础之上,按照自愿参加的原则,在我国其他医院中同步遴选了 37 家医院进行横断面调查。调查内容包含调查医院的床位数量,营养支持团队、营养诊疗方案及专职营养医师或营养护师构建情况,对营养不良或营养风险患者的常规监测方法、干预措施及宣传册发放情况等信息,旨在了解我国医疗机构营养科的建设情况及营养诊疗现状,进而促进中国医疗机构营养科发展,提高营养诊疗的规范性。

▶▶ 二、调查医院床位情况

中国医疗机构公共调查共纳入 328 家医院,床位数量的中位数为 1 894(1 303~2 770)张。中部地区的床位数量显著高于东部及西部地区($P<0.001$)。东、中、西部地区及各省份调查医院的床位数量分布情况详见表 4-1。

表 4-1　调查医院床位数量分布情况

地区	调查医院床位数量 / 张	省份	调查医院床位数量 / 张
东部地区	1 870(1 300~2 600)	北京	1 400(1 000~1 650)
		天津	1 300(700~1 500)
		河北	2 000(1 650~2 800)
		辽宁	1 888(1 228~2 249)
		上海	1 800(1 292~2 000)
		江苏	2 200(1 500~2 980)
		浙江	1 600(1 200~2 400)
		福建	2 287(1 500~2 500)
		山东	2 954(2 400~3 265)
		广东	2 000(1 650~2 348)
		海南	1 500(1 500~2 500)

地区	调查医院床位数量/张	省份	调查医院床位数量/张
中部地区	2 112(1 500~3 000)	山西	1 500(1 000~2 500)
		吉林	2 500(1 950~2 789)
		黑龙江	2 000(1 600~2 999)
		安徽	2 450(1 500~4 800)
		江西	2 849(1 400~3 150)
		河南	2 062(1 500~3 000)
		湖北	2 600(1 910~3 165)
		湖南	2 236(1 776~3 000)
西部地区	1 500(1 014~2 200)	内蒙古	1 540(1 289~2 290)
		重庆	1 500(1 300~2 000)
		广西	1 350(1 200~1 600)
		四川	1 257(600~1 700)
		贵州	2 035(1 474~2 600)
		云南	1 750(1 250~2 350)
		陕西	1 650(1 062~2 200)
		甘肃	3 025(2 800~3 250)
		青海	1 900(1 800~2 000)
		宁夏	2 400(1 020~3 000)
		新疆	1 150(800~1 650)

注：表中数据为中位数（P_{25}~P_{75}）。

▶▶ 三、调查医院营养科建设情况

在所有调查医院中，90.9%的医院具有专门的营养支持团队，91.2%具有标准的营养诊疗方案，97.6%具有专职营养医师或营养护师。东部地区拥有专门营养支持团队的医院比例显著高于中部和西部地区（P=0.001）。东部地区拥有标准营养诊疗方案和专职营养医师或营养护师的医院比例亦高于中部和西部地区,但差异无统计学意义(均有 $P > 0.05$),详见图4-1。

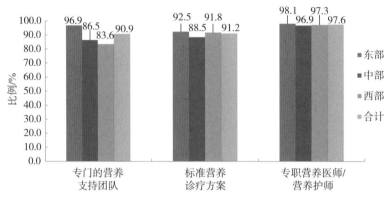

图4-1　不同地区医院的营养科建设情况

▶▶ 四、调查医院营养监测与治疗方法

(一) 调查医院营养监测方法

在所有调查医院中,96.6% 的医院设有常规营养筛查,98.5% 具有营养风险或营养不良确定标准。NRS 2002 是调查医院的主要营养监测方法,使用率为 96.6%,其次为微型营养评估精法(short form mini-nutritional assessment, MNA-SF)和营养不良通用筛查工具(malnutrition universal screening tool, MUST),使用率分别为 24.1% 和 18.9%。仅有少量医院只通过经验或目测(3.7%),或只使用体重或 BMI(8.5%)方法对患者进行营养监测。西部地区医院 MUST 的使用率显著高于东部和中部地区(P=0.020),未发现东、中、西部地区其他营养监测方法的使用率存在统计学差异(均有 $P > 0.05$),详见图4-2。

在对患者进行营养监测时,大多数调查医院(80.8%)通常在患者入院时为其测量体重,少数调查医院亦会在患者入院后 24 小时内(29.3%)、48 小时内(2.7%)、72 小时内(1.2%)或出院时(18.3%)为其测量体重。36.3% 的调查医院为患者测量体重的频率保持在每周一次,4.3% 的调查医院偶尔为患者测量体重。此外,还有 0.3% 的调查医院从不测量患者体重。未发现东、中、西部地区为患者测量体重的时间和频率存在统计学差异(均有 $P > 0.05$),详见图4-3。

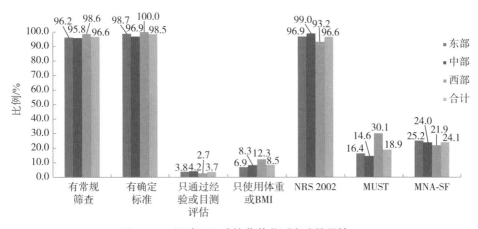

图 4-2　不同地区医院的营养监测方法使用情况

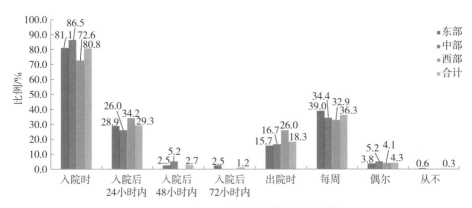

图 4-3　不同地区医院住院患者体重监测情况

（二）调查医院营养治疗方法

对于已存在营养不良或营养风险的患者,87.5% 的调查医院常规为其制定个体化营养治疗计划,83.2% 的调查医院常规启动治疗或营养干预,63.4% 的调查医院常规为其计算能量及蛋白质需要量,55.2% 的调查医院会在查房时对该类患者的营养问题进行讨论;仅有 42.7% 的调查医院常规为其咨询临床营养方面专家,尚有 18.0% 的调查医院仅对该类患者进行观察。东部地区医院为营养不良或营养风险患者常规制定个体化营养治疗计划及咨询临床营养方面专家的比例均显著高于中部和西部地区(均有 $P < 0.05$),未发现东、中、西部地区其他营养治疗方法的使用率存在统计学差异(均有 $P > 0.05$),详见图 4-4。

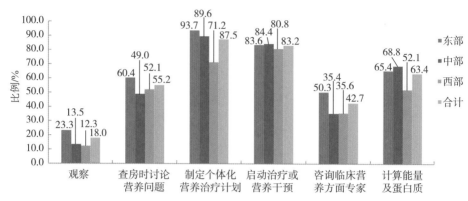

图 4-4   不同地区医院的营养治疗方法使用情况

▶▶ 五、调查医院营养宣教情况

79.3% 的调查医院常规为营养风险或营养不良患者发放营养不良宣传册。其中,西部地区为营养风险或营养不良患者发放营养不良宣传册的医院比例最高,其次为东部地区和中部地区,但各地区间的差异无统计学意义(均有 $P > 0.05$),详见图 4-5。

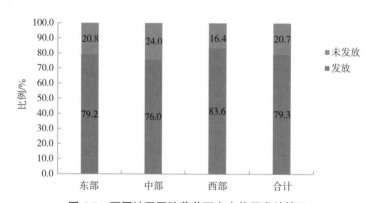

图 4-5   不同地区医院营养不良宣传册发放情况

第五章

结论及建议

▶▶ 一、中国住院患者营养状况调查结论及建议

中国住院患者营养状况调查覆盖全国 291 家医院,共纳入 546 77 名患者,其中男性 31 315 人(57.3%),女性 23 362 人(42.7%),中位年龄为 62(51~70)岁。汉族患者占绝大部分,多达 52 589 人(96.2%)。受教育程度为小学或初中的患者占比最多,达 27 397 人(50.1%)。循环系统疾病患者最多,达 18 923 人(34.6%),其次为内分泌、营养及代谢性疾病[14 038 人(25.7%)],肿瘤[12 451 人(22.8%)],消化系统疾病[11 208 人(20.5%)],神经系统疾病[9 430 人(17.2%)],呼吸系统疾病[9 369 人(17.1%)]以及泌尿生殖系统疾病[8 170 人(14.9%)]。入院时有 28 516 人(52.2%)被诊断为单种疾病,26 161 人(47.8%)被诊断为两种或多种疾病,10 456 人(19.1%)被诊断为营养不良或存在营养不良风险。

体格检查结果显示,BMI 处于正常范围的患者最多,为 23 452 人(45.8%),其次为超重[17 102 人(33.4%)],肥胖[6 649 人(13.0%)],处于消瘦状态的患者最少,仅有 4 026 人(7.9%)。有 25 857 人(66.2%)属于中心型肥胖,6 263 人(15.7%)上臂围偏低,4 500 人(11.4%)小腿围偏低,13 857 人(42.4%)握力偏低。各年龄段患者中,身高、体重、腰围、臀围、上臂围、握力、舒张压均为男性高于女性;青年及中年男性患者 BMI、收缩压也高于女性。此外,与同性别低年龄患者相比,高年龄女性患者 BMI、腰围增大,小腿围、握力均较低,收缩压较高;高年龄男性患者 BMI、腰围、臀围、上臂围、小腿围、握力、舒张压均较低,收缩压较高($P_{trend} < 0.001$)。

实验室检查结果显示,有 25 017 人(47.0%)红细胞计数偏低,13 073 人(24.7%)血红蛋白含量偏低,17 009 人(39.1%)总胆固醇偏高,10 394 人(19.7%)白蛋白含量偏低,16 411 人(79.6%)前白蛋白含量偏低,275 人(19.5%)转铁蛋白含量偏低。人体成分测量结果显示,各年龄段患者中,女性患者总体脂肪含量及体脂率高于男性;男性总瘦体重、身体总水分、细胞内水分、细胞外水分、总体相位角、四肢骨骼肌总量及 ASMI 均高于女性。此外,与低年龄患者相比,高年龄患者总瘦体重、身体总水分、细胞内水分、细胞外水分、总体相位角、四肢骨骼肌总量及 ASMI 均呈下降趋势。

在全部调查患者中,报告存在营养风险的患者(NRS 2002 ≥ 3 分)有 12 715 人(23.3%)。在 45~64 岁和 65 岁及以上两个年龄段中,男性和未曾上学的患者存在营养风险的比例分别高于女性及其他受教育水平较高的患者。根据 GLIM 营养不良评定(诊断)标准,最终评定出营养不良患者共 7 745 人

(14.2%)。在 45~64 岁与 65 岁及以上两个年龄段中,男性患者营养不良的比例高于女性。未曾上学的患者诊断为营养不良的比例最高(19.9%),受教育程度为本科及以上的患者营养不良的比例最低(9.5%)。与无营养风险或非营养不良者相比,存在营养风险或营养不良的患者中被诊断为传染病和感染性疾病、肿瘤、血液及造血器官疾病、呼吸系统疾病、消化系统疾病、肌肉骨骼系统疾病、免疫系统疾病及营养不良相关疾病等疾病类型的比例更高,被诊断为内分泌、营养及代谢性疾病,神经系统疾病,循环系统疾病,泌尿生殖系统疾病,妊娠、分娩和产后合并症的比例更低(均有 $P<0.05$)。本次住院期间未采用任何营养干预方式的患者最多,达 29 325 人(53.6%);在接受营养干预措施的全部患者中,采用肠内营养的患者多于肠外营养,其中经口医院膳食的患者最多,为 18 709 人(34.2%),其次是口服营养补充[1 956 人(3.6%)]、肠外营养[1 341 人(2.5%)]、联合经口医院膳食和口服营养补充[1 347 人(2.5%)]及管饲肠内营养[1 220 人(2.2%)]等。按照是否存在营养风险或营养不良分层,61.8% 存在营养风险(NRS 2002 ≥ 3 分)的患者接受了营养干预,63.9% 营养不良的患者接受了营养干预,在无营养风险或营养不良的患者中,也有约 40% 的患者接受了营养干预。

(一) 调查患者分布情况

本研究的调查对象覆盖全国 30 个省份的 291 家医院,共 54 677 名新住院患者,涉及七大系统 16 类疾病,具有良好的代表性,可以反映出我国人群营养健康现状和需求,为今后一段时期内国民营养工作的指导思想、基本原则、实施策略和重大行动提供理论依据。此外,以大样本住院患者为研究对象,有助于开展住院患者营养筛查、评价、诊断和治疗,推动营养相关慢性病的营养防治,促进特殊医学用途配方食品和治疗膳食的规范化应用,从而建立、完善临床营养工作制度。

(二) 社会人口学特征

在各年龄段患者中,男性所占比例均高于女性,说明我国男性入院率较高,身体健康水平较女性差。中老年人的入院率远高于青年人,基于我国人口老龄化速度稳步加快的现状,提示应积极开展老年人群营养状况监测和评价。基于老年人群营养状况的监测数据,研制适合中国老年人群的营养筛查工具,建立健全适宜的营养评价指南,使营养状况监测、筛查与评价工作形成一体,帮助研究者掌握我国老年人群营养健康状况。其次,建立满足不同老年人群需求的营养改善措施,促进“健康老龄化”。依据老年人群营养健康状况,出台老年人群的营养膳食供餐规范,开发适合老年人群营养健康需求的食品,为居家养老人群、医院、养老机构等提供膳食指导,并对低体重高龄老年人进行专项营养干预,逐步提高老年人群的整体健康水平。此外,中老年人的受教育程度普遍较低,在开展营养健康教育时,需要更加简明易懂。

(三) 患者疾病分类诊断

循环系统疾病、内分泌系统疾病、肿瘤及消化系统疾病是住院患者诊断较多的疾病类型,占比分别为 34.6%、25.7%、22.8% 和 20.5%。在青年住院患者中,男性、女性患者诊断最多的均为内分泌系统疾病;在中老年住院患者中,男性、女性患者诊断最多的均为循环系统疾病。循环系统疾病主要包括心脏病和血管疾病,常见的有冠心病、各种心肌病、高血压、高脂血症、冠状动脉粥样硬化等,提示中老年人应以清淡饮食为主,限制脂肪和胆固醇的摄入,多吃植物性蛋白,少吃甜食;保证充足的膳食纤维、维生素和矿物质;控制总能量摄入,保持一个适宜的体重。除了通过保持健康的体重和全面的饮食来改善血液循环外,还应安排适量的身体活动。运动可刺激血液流动并有助于改善血管舒张,因此定期运动可以降低患心血管疾病的风险。此外,其他良好生活习惯如戒烟限酒、保持活跃也是引领健康生活的重要因素。

内分泌系统疾病主要由生活不规律、熬夜、饮食不合理、辐射等因素导致的激素分泌紊乱引起,常见的有肥胖症、糖尿病、甲状腺疾病、肾上腺疾病等,提示青年人应养成健康的作息规律,戒除不良的生活习惯,积极进行户外有氧运动。此外,饮食调理是内分泌调理至关重要的部分。内分泌紊乱患者应多吃新鲜水果、绿叶蔬菜,适当进食粗粮,从而补充各种维生素、矿物质以及微量元素,这些营养素有助于调节改善肠内环境,增强人体免疫力,提高人体的抗病能力,对于内分泌失调引起的症状有明显治疗作用。同时,避免进食油腻、辛辣刺激的食物,荤素搭配,保持营养均衡。

肿瘤及消化系统疾病患者营养不良风险较高,而营养不良与不良临床结局有关[28],增加患者的死亡风险[29]。大量研究表明,营养支持可以改善癌症患者的生活质量,延长生存期[30]。尤其对于晚期癌症患者,合理的营养支持使患者能够耐受长期的抗癌治疗并减缓疾病进展[31]。因此,临床上针对肿瘤及消化系统疾病患者,应尤其重视营养风险的筛查,对营养不良或存在营养风险的患者给予个性化的营养支持,并定期开展营养风险筛查,动态监测营养状况。为更好地实现这一临床策略,需要全面监测肿瘤及消化系统疾病患者的营养状况,利用大样本临床监测数据开发适合中国肿瘤患者、消化系统疾病患者的营养风险筛查工具,并制定适宜的营养干预指南。

（四）患者入院营养不良或存在营养不良风险诊断

住院患者营养不良（风险）发生率为 19.1%，老年患者高于青年、中年患者；在中老年患者中，男性患者营养不良风险高于女性。这一结果提示我们应重点关注老年人群的营养状况，可在社区定期开展老年人群营养风险筛查，并依托基层医疗卫生机构，为居家养老人群提供膳食指导和咨询，逐步改善老年人群高营养不良风险的现状，提高老年人群的整体健康水平。

（五）体格检查参数评价住院患者营养状况

随着生活水平的提高以及生活条件的改善，国民 BMI 涨幅较大，从过去的以消瘦为主，转变为目前的以正常状态为主，其次为肥胖和超重，且有 66.2% 的住院患者为中心型肥胖。营养过剩成为新时代营养不良的普遍现象，这与营养支持的原则并不相悖，因为健康的营养状况是人体营养物质的种类和含量均达到正常范围，能够提供维持人体生命活动所需的能量，以及机体生长所需要的营养，并增强人体抵抗力和免疫力。单一营养物质的不足或过剩均可能导致亚健康状态，甚至疾病。例如高胆固醇食物摄入过多，人体内脂肪堆积，容易引起血脂异常、肥胖，同时也增加 2 型糖尿病[32]、心血管疾病[33]、肿瘤[34]等患病风险。因此，合理均衡的营养素摄入至关重要，在物质条件充沛的当今社会，饱腹已不再成为问题，我们应注意食物的多样性，追求食物的营养价值，合理搭配饮食，补充人体所需的七大营养素，使机体处于营养平衡状态。

握力是 GLIM 诊断标准中的表型标准之一[35]。大量研究表明，握力是反映人体营养状况的有效指标[36]，与许多疾病的发生风险相关，如心血管代谢疾病[37]、2 型糖尿病[38]和抑郁[39]。此外，低握力与更长的住院时间[40]以及更高的癌症死亡率[41]有关。本次调查结果显示，中国住院患者的握力偏低，尤其是老年人群，约 60% 的老年患者握力低于正常标准，提示人们需加强身体锻炼，增强身体素质，可以适当增加户外活动，既锻炼身体也愉悦心情。

研究表明，较低的上臂围与较高的死亡风险、较差的心理健康和生活质量以及较差的功能表现相关[42]。在本次调查中，青年女性患者的低上臂围率达到 19.0%，显著高于青年男性患者（12.3%），同时也高于中老年女性患者，可能是由于青年女性的身材较为纤细，提示我国青年女性应追求健康的美，而不是单纯的瘦。此外，老年人的低上臂围率也较高，建议适时锻炼以增强身体素质、提高生活质量。一项研究表明，上臂围可有效评估老年人营养不良，在预测社区老年人的健康状况和死亡率方面比 BMI 具有更高的价值[43]。因此，上臂围可考虑作为中国老年人群营养风险筛查的指标之一。

小腿围度测量简单方便，可用于营养风险的筛查及分层。多项研究表明，小腿围度低与患者死亡率显著相关[44],是死亡率的独立预测因子[45]。本次调查结果显示,与低年龄患者相比,高年龄患者的低小腿围率增加,且女性高于男性。这一结果提示在对女性和老年人群进行营养监测时,应重点关注小腿围度的变化,一旦发现小腿围过低,可以立即进行干预,包括运动和营养计划。

(六)实验室检测指标评价住院患者营养状况

血清前白蛋白是一种由肝脏合成的急性期蛋白,对多种疾病高度敏感,常用于评估患者的营养状况,通常认为前白蛋白水平低与肝脏疾病密切相关。作为营养不良的生物标志物,前白蛋白与危重住院患者死亡率相关[46],并且可以有效预测手术预后[47]。在本次调查中,近80%的住院患者前白蛋白含量偏低,最需要注意的是老年患者,低前白蛋白率达到87.0%;其次是青年女性患者,低前白蛋白率达到83.3%,远高于同年龄段的男性患者(65.2%)。因此,临床工作者应格外重视老年患者和青年女性患者的前白蛋白指标。前白蛋白偏低的患者在日常生活中应注意增加牛奶、鱼肉等优质蛋白的摄入。

血清白蛋白在机体内由肝脏合成,是人体一种重要的营养物质,维持机体营养与渗透压。白蛋白水平偏低提示机体营养不良或肝功能受损。本次调查结果显示,与低年龄患者相比,高年龄住院患者的低白蛋白率较高,老年患者中低白蛋白情况最为严重,尤其是老年男性患者达到28.9%。因此,对于老年患者,应及时补充蛋类、奶制品、鱼虾类等高蛋白食物来提高机体白蛋白水平。必要时,可采取静脉输注人血白蛋白的方式来加以补充。

除前白蛋白和白蛋白外,本次调查显示住院患者红细胞计数及血红蛋白含量也偏低,在中老年男性患者中较为严重,同时需要注意青年女性患者,其低血红蛋白率达到29.5%,远高于同年龄段的男性患者(15.7%)。这一结果提示临床工作者应格外重视中老年男性患者及青年女性患者的红细胞计数及血红蛋白指标。红细胞计数及血红蛋白偏低提示可能存在贫血,建议在日常生活中多吃一些铁元素、维生素 B_{12} 以及叶酸含量丰富的食物,如猪肝、猪血、瘦肉、黑木耳等,以促进红细胞的生成,改善贫血状态。同时还需要增加蛋白质的摄入,多吃一些蛋类、肉类等食物,这些食物可以有效补充蛋白质,进一步促进体内血红蛋白合成。饮食上应尽量多样化,但应避免进食辛辣油腻的食物。

此外,本次调查中39.1%的住院患者总胆固醇含量偏高,在青年患者及中老年女性患者中尤为严重。一项一级预防研究表明,血清高胆固醇水平促进动脉粥样硬化性心血管疾病[48]。一项纵向研究发现,在整个成年期逐渐增加或稳定高水平的胆固醇摄入,增加高血压风险及血脂升高相关的全因死亡率[49]。因此,为预防高胆固醇引发的一系列疾病,切记不吃或少吃油腻食物,尽量减少摄入胆固醇含量过高的食物,比如动物内脏、蛋黄、猪脑、奶油。平时饮食一定要注意多吃新鲜蔬菜和水果,菠菜、木耳、山药、青菜要多吃。另外可以吃鱼肉,因为鱼肉中含有大量的高级不饱和脂肪酸,对降低胆固醇有一定的好处。总之,胆固醇偏高的人群一定要注意清淡低脂饮食,控制食物摄入总量,保持合理体重。

(七) 患者人体成分测量结果

各年龄段患者中,女性患者总体脂肪含量及体脂率高于男性;男性总瘦体重、四肢骨骼肌总量、ASMI 均高于女性。与低年龄患者相比,高年龄住院患者的身体总水分、细胞内水分、细胞外水分、总瘦体重、四肢骨骼肌总量、ASMI 及相位角均较低,老年患者的各项人体成分测量指标情况令人担忧,主要是由衰老导致的身体功能下降以及疾病引起的营养不良。然而,目前还没有各项人体成分测量指标的参考值。因此,提倡定期对老年患者进行人体成分测量,监测老年患者人体成分指标的同时,开发适合中国老年人群的人体成分测量指标参考值。此外,老年人应尤其注意补充营养、适度增加体育锻炼,延缓机体衰老,尽量提高营养健康水平。

随着年龄的增长,人体肌肉含量不断流失,体脂率逐渐升高。伴随肌肉含量的流失,肌肉力量也显著减退,往往还会出现皮肤松弛、精神差、易疲惫等状态,其他疾病的发病风险也增加。肌肉的流失会破坏肌肉骨骼整体结构的稳定性,因而许多老年人容易出现骨折等问题。此外,骨骼肌作为人体最大的葡萄糖代谢库,其流失会引起人体代谢系统的紊乱,从而引发相关的疾病,如中心型肥胖、血压升高、高血糖等,严重威胁人体健康。为减缓肌肉流失速度,降低肌少症的风险,在日常饮食中,要尽量避免纯素食的饮食习惯,尤其是很多节省的老年人。纯素食的饮食虽然补充了很多蔬菜纤维素,避免了过多脂肪的摄入,但由于蔬菜中大量的纤维素会加速肠道的蠕动,同时加快了体内矿物质的排出,并且由于动物蛋白摄入不足,身体内蛋白质、碳水化合物、脂肪的比例失衡,会加速身体肌肉的流失。因此在日常饮食中荤素搭配很重要,鉴于老年人可能存在基础疾病的影响,适量摄入高蛋白低脂食物最为合适,如蛋类、奶制品、鱼肉、去皮家禽等。除了饮食之外,运动也是必不可少的,老年人可根据身体承受情况安排适量的运动,从而维持肌肉活力。为预防身体功能的退化,中青年群体也应该及早地养成这些习惯。

相位角通过评估全身细胞膜质量和描述个体的液体分布来判断营养不良和预后,是评价患者营养状况、疾病预后的灵敏指标[50]。本次调查结果显示,中国住院患者的相位角普遍偏低,且高年龄患者的相位角低于低年龄患者,女性患者的相位角低于男性患者。一项荟萃分析表示,成年男性相位角的参考值为 7.3°,随着年龄的增长逐渐降低,80 岁以上老年男性参考值为 5.3°;成年女性相位角的参考值为 6.4°,80 岁以上老年女性参考值为 5.4°[51]。与该参考值相比,中国各年龄段住院人群的相位角普遍偏低 1° 左右,提示整体营养健康水平处于较低状态。相位角作为一种方便、无创、廉价且高灵敏度的床旁方法,可用于检测存在营养相关死亡风险的患者,其性能可媲美 CT 衍生的骨骼肌指数或平均肌肉衰减[52]。因此,临床工作者在对患者进行营养风险筛查及疾病进展状况评估时,可将相位角作为风险指标。

与低年龄患者相比,高年龄住院患者的身体总水分、细胞内水分、细胞外水分均呈下降趋势。适当的水分对身体健康的各方面都至关重要,尤其是循环系统。脱水会损害内皮细胞并促进体内炎症的发生,限制血液流动。因此,老年人应坚持每日多喝水,同时还应该坚持有氧锻炼,进行适当的身体活动,通过调整补水和代谢水的途径,增加身体内的各种水分含量。此外,也应该多吃新鲜果蔬,适当及时补充身体内所需的维生素,帮助细胞吸收水分,帮助人体不断适应水分充足的状态。

(八) 患者的营养风险筛查

营养风险筛查 2002(NRS 2002)是欧洲临床营养与代谢学会(European Society for Clinical Nutrition and Metabolism,ESPEN)推荐住院患者使用的营养风险筛查方法[53],NRS 2002 ≥ 3 分表明患者存在营养风险。这是 ESPEN 通过对 128 项随机临床试验的住院患者进行分析而推出的筛查工具,随后在全球范围内逐步推广应用[54],提示 NRS 2002 可为临床营养支持提供合理有效的依据。Hersberger 等[55]进行的前瞻性多中心随机对照试验指出,NRS 2002 是患者 180 天内死亡或不良预后的独立预测指标,有营养不良风险的患者住院时间明显延长[56]。

根据 NRS 2002 对患者进行营养风险筛查,来自世界其他地区的研究显示,住院患者营养风险的患病率为 15%~51% 不等[57-60]。本研究的营养风险筛查结果显示,中国住院患者营养风险的患病率为 23.3%。人口老龄化进程日益加快,我国 65 岁及以上的老年人口明显增加,老年患者由于免疫功能低下、能量消耗增加以及对治疗的耐受性降低,通常具有较差的营养状况,有研究发现 NRS 2002 可作为老年住院患者临床结局的预测指标[61]。本次调查结果显示,与低年龄患者相比,高年龄患者的 NRS 2002 总分较高,老年患者存在营养风险的比例达 35.9%。此外,在 45~64 岁和 65 岁及以上的两个年龄段中,男性患者存在营养风险的比例要高于女性。与本研究结果相似,一项多中心横断面研究的多因素分析也同样发现男性肿瘤患者存在营养风险的比例更高(OR=1.43,95%CI:1.23~1.67)[62],提示男性患者存在较大的营养风险,应引起临床上更多的重视。关于患者的受教育水平,未曾上学的患者存在营养风险的比例最高(34.1%),而受教育程度在本科及以上的患者占比最低(14.7%)。受教育水平高的患者在得知自己患病后通常具有更健康的生活习惯,可能更容易接受医务人员的指导,并且能更好地利用医疗保健系统改变日常行为[63]。因此,针对受教育程度较低的患者,临床医务工作者应采取易于理解的语言方式对患者展开健康宣传教育,做好相关营养知识科普,提高患者及其家属的营养认知水平及依从性,从而最大限度地改善此类患者的营养状况。营养筛查是营养管理的关键,患者入院后及时进行营养风险筛查,便于医务人员动态了解患者的营养状态,根据筛查结果指导临床医师对患者规范地进行营养干预,减少并发症的发生。诊断为传染病和感染性疾病、肿瘤、血液及造血器官疾病、神经系统疾病、呼吸系统疾病、消化系统疾病、肌肉骨骼系统疾病、免疫系统疾病及营养不良相关疾病的患者更容易存在营养风险,临床实践中应重点关注,定期对其进行营养风险筛查,提高患者的生活质量。

(九) 患者营养评定

营养不良是一个公认的危险因素,住院患者中营养不良的发生较为普遍[64],相关营养管理标准近年来也在不断修改完善中,美国肠外肠内营养学会(American Society of Parenteral and Enteral Nutrition, ASPEN)在2018年更新的成人营养管理路径中,提出最重要的部分是营养筛查和评估[65],营养筛查能够初步识别患者的营养风险,营养评估则是进一步诊断患者的营养不良。鉴于对临床环境的营养不良诊断缺乏统一标准,2018年9月,来自世界各地的4个主要营养学学会组成工作组,提出全球营养不良领导倡议(GLIM)营养不良评定(诊断)标准共识[35],既往多项研究也证实了GLIM诊断标准在鉴别营养不良方面的有效性[66-68]。

根据GILM标准所定义的营养不良,有22.1%的中国住院患者被诊断为营养不良,在使用该工具诊断住院患者营养不良的其他研究中,营养不良的患病率从18.0%到41.6%不等[69-72]。肿瘤患者的营养不良率普遍偏高,澳大利亚一项研究显示肿瘤患者的营养不良率可达26%~31%[73],而我国肿瘤患者营养不良率达到38.0%。尽管恶性疾病在所有年龄段都可能发生,但半数以上的新诊断癌症患者和71%的癌症死亡患者年龄都在65岁及以上[74,75],患者年龄越大,发生营养不良的可能性越大,且GLIM定义的营养不良被证明对预测老年患者临床结局具有良好的鉴别能力,其与较高的住院死亡率和较短的总体生存率相关[69,76],本次调查显示,老年住院患者营养不良的患病率(28.4%)远高于青年患者(14.6%)。未曾上学患者的营养不良比例最高(27.6%),而受教育程度在本科及以上者最低(16.4%),这提示受教育程度可能和住院患者的营养不良状况有关。在一项关于胃肠道癌症患者营养状况的横断面研究中,也同样发现受教育水平较低的患者营养不良发生率高[77]。此外,诊断为传染病和感染性疾病、肿瘤、血液及造血器官疾病、呼吸系统疾病、消化系统疾病、肌肉骨骼系统疾病、免疫系统疾病及营养不良相关疾病等疾病类型的患者更容易发生营养不良。

因此,在临床实践中应重点关注肿瘤患者、老年住院患者、受教育水平较低者以及上述提及疾病类型患者的营养状况,对于诊断为营养不良的患者,要及时给予必要的规范营养干预。在疾病保健过程中,合理的饮食指导有利于降低及控制并发症的发生,营养均衡的饮食有利于改善患者不良预后,鼓励患者多食用水果、蔬菜、鱼虾类及全谷物等饮食,减少红肉和加工食品的摄入,定期进行身体活动,以提高患者的机体免疫力以及抗感染能力。

(十) 患者住院期间的营养干预

早期、个体化的营养干预可以改善患者的临床预后,在全部住院患者中,仅有 46.4% 接受了营养干预,未采用任何营养干预方式的患者达 53.6%。ASPEN 建议对有营养风险或营养不良的患者进行营养干预[78],一些关于患者营养干预的国外研究显示,对存在营养风险或营养不良患者的营养干预率在 57.6%~71.9% 之间。Hebuterne 等[79]报道,57.6% 的营养不良患者接受了营养支持;另一项关于挪威霍克兰大学医院 2008—2018 年患者的营养状况研究显示,有营养不良风险的患者接受营养支持的比例从 2008 年的 61.6%增加到了 2018 年的 71.9%[80]。本调查结果显示,存在营养风险的患者有61.8% 接受营养支持,营养不良的患者仅有 57.6% 接受了营养支持,提示中国住院患者的营养干预率偏低。与未接受营养干预的患者相比,合理的营养干预能够降低患者的死亡风险[81]、改善患者的营养状况及生活质量[82,83]。在无营养风险或营养不良的患者中,也有约 40% 的患者接受了营养干预,然而,对营养良好的患者进行营养支持不仅无用,甚至可能增加并发症的发生风险[79],提示我国住院患者的营养支持存在一定的不合理性。关于营养干预方式,接受肠内营养的患者比例要高于肠外营养。临床营养干预首选肠内营养,当肠道不耐受或肠内营养治疗不能满足患者能量需求时,则需要肠外营养治疗进行补充[84]。有研究报道,使用肠内营养的患者,其败血症的发生率更低,且当联合使用肠内和肠外营养时,30 天的患者死亡数减少[85]。总之,认识到住院患者的营养不良并开始适当的营养支持是营养管理的关键,临床上应结合患者的营养筛查及评估情况决定是否需要进行营养干预,合理采用肠外或肠内营养干预方式,减少对患者的过度治疗,进而改善患者的营养不良状况。

▶▶ 二、中国医疗机构公共调查结论及建议

中国医疗机构公共调查共纳入 328 家医院，床位数量中位数为 1 894 (1 303~2 770) 张，具有专门的营养支持团队、营养诊疗方案、专职营养医师或营养护师、常规营养筛查及营养风险或营养不良确定标准的医院比例均高达 90% 以上，为营养风险或营养不良的患者发放营养不良宣传册的医院比例高达 79.3%。其中，NRS 2002 是调查医院主要的营养监测方法；对于已存在营养不良或营养风险的患者，制定个体化营养治疗计划、启动治疗或营养干预、计算能量及蛋白质需要量及在查房时对该类患者的营养问题进行讨论是调查医院的主要治疗措施。但仍有少量医院营养科建设较为落后，缺乏相关诊疗措施，尤以中部及西部地区医院为甚。这些结果提示我们应对我国医院的营养科建设予以足够重视，并重点关注中部及西部地区。

本次 5 万余例中国住院患者营养调查样本量大，代表性好，首次获得了中国住院患者营养状况相关的基础数据。结果表明，在青年住院患者中，最常见内分泌系统疾病；在中老年住院患者中，最常见循环系统疾病。在体格检查、实验室检测、人体成分测量各项指标中，老年患者的营养状况最令人担忧。根据 NRS 2002 进行营养风险筛查，老年患者、未曾上学的患者存在营养风险的比例最高，此外，诊断为传染和感染性疾病、肿瘤、血液及造血器官疾病、呼吸系统疾病、消化系统疾病及营养不良相关疾病等疾病类型的患者也容易存在营养风险。根据 GLIM 标准对营养不良的定义，在中国住院患者中，肿瘤患者、受教育水平低的患者营养不良患病率高，老年住院患者的营养不良患病率高于中青年，因此临床上应重点关注上述人群。积极的营养指导和宣教对于改善患者不良预后、提高生活质量及促进患者康复具有积极影响，应将其作为疾病治疗过程的辅助方式。医务人员需做好营养相关健康教育，提高住院患者的营养认知，改善其生活质量。与国外相比，中国住院患者的营养干预率偏低，且营养干预尚存在一定的不合理性。建议所有患者入院后应采用 NRS 2002 工具常规进行营养风险筛查，对于存在营养风险的患者，应按照 GLIM 标准完成营养不良诊断[86]，对于诊断为营养不良的患者，要确定营养不良程度、掌握患者的整体营养状况、制定合理的营养计划，减少对患者的过度治疗，同时还要依据患者营养不良情况给予个性化营养支持治疗，使患者能最大化从中获益。中国医疗机构公共调查则首次揭示了尽管我国医院的营养科建设已取得长足发展，但仍有少量医院(特别是中部及西部地区医院)较为落后的现状，应重点关注，以提高营养诊疗的规范性、合理性，推动临床营养产业的发展。

附录

中国住院患者营养状况调查
医疗机构名单（291 家医院）

中国住院患者营养状况调查医疗机构清单

编号	医院名称	省份	二级行政区	医院等级	角色
1	中国医学科学院北京协和医院	北京	北京市	三级甲等	牵头医院
2	北京大学肿瘤医院	北京	北京市	三级甲等	项目医院
3	北京市垂杨柳医院	北京	北京市	三级	项目医院
4	中日友好医院	北京	北京市	三级甲等	项目医院
5	首都医科大学附属北京友谊医院	北京	北京市	三级甲等	项目医院
6	首都医科大学附属北京天坛医院	北京	北京市	三级甲等	项目医院
7	首都医科大学宣武医院	北京	北京市	三级甲等	项目医院
8	北京积水潭医院	北京	北京市	三级甲等	项目医院
9	北京大学人民医院	北京	北京市	三级甲等	项目医院
10	首都医科大学附属北京世纪坛医院	北京	北京市	三级甲等	项目医院
11	首都医科大学附属北京朝阳医院	北京	北京市	三级甲等	项目医院
12	北京医院	北京	北京市	三级甲等	项目医院
13	首都医科大学附属北京潞河医院	北京	北京市	三级	项目医院
14	首都医科大学附属北京佑安医院	北京	北京市	三级甲等	项目医院
15	清华大学附属北京清华长庚医院	北京	北京市	三级甲等	项目医院
16	天津市第三中心医院	天津	天津市	三级甲等	牵头医院
17	天津市第一中心医院	天津	天津市	三级甲等	项目医院
18	天津市肿瘤医院(天津医科大学肿瘤医院)	天津	天津市	三级甲等	项目医院
19	河北医科大学第一医院	河北	石家庄市	三级甲等	牵头医院
20	河北大学附属医院	河北	保定市	三级甲等	项目医院
21	河北医科大学第二医院	河北	石家庄市	三级甲等	项目医院
22	河北省人民医院	河北	石家庄市	三级甲等	项目医院
23	秦皇岛市第一医院	河北	秦皇岛市	三级甲等	项目医院
24	邯郸市第一医院	河北	邯郸市	三级甲等	项目医院
25	沧州市中心医院	河北	沧州市	三级甲等	项目医院

编号	医院名称	省份	二级行政区	医院等级	角色
26	邢台市人民医院	河北	邢台市	三级甲等	项目医院
27	河北北方学院附属第一医院	河北	张家口市	三级甲等	项目医院
28	涉县医院	河北	邯郸市	二级甲等	项目医院
29	沧州市人民医院	河北	沧州市	三级甲等	项目医院
30	保定市第一中心医院	河北	保定市	三级甲等	项目医院
31	邯郸市中心医院	河北	邯郸市	三级甲等	项目医院
32	衡水市第二人民医院	河北	衡水市	三级甲等	项目医院
33	中国医科大学附属第一医院	辽宁	沈阳市	三级甲等	牵头医院
34	辽宁省人民医院	辽宁	沈阳市	三级甲等	项目医院
35	锦州医科大学附属第一医院	辽宁	锦州市	三级甲等	项目医院
36	大连市中心医院	辽宁	大连市	三级甲等	项目医院
37	大连医科大学附属第一医院	辽宁	大连市	三级甲等	项目医院
38	大连医科大学附属第二医院	辽宁	大连市	三级甲等	项目医院
39	大连大学附属中山医院	辽宁	大连市	三级甲等	项目医院
40	辽宁省金秋医院	辽宁	沈阳市	三级甲等	项目医院
41	丹东市第一人民医院	辽宁	丹东市	三级甲等	项目医院
42	上海市第十人民医院(同济大学附属第十人民医院)	上海	上海市	三级甲等	牵头医院
43	上海交通大学医学院附属瑞金医院	上海	上海市	三级甲等	项目医院
44	上海交通大学医学院附属新华医院	上海	上海市	三级甲等	项目医院
45	上海市第一人民医院	上海	上海市	三级甲等	项目医院
46	上海徐汇区中心医院	上海	上海市	二级甲等	项目医院
47	复旦大学附属华山医院	上海	上海市	三级甲等	项目医院
48	上海交通大学医学院附属第九人民医院	上海	上海市	三级甲等	项目医院
49	华东医院(复旦大学附属华东医院)	上海	上海市	三级甲等	项目医院

续表

编号	医院名称	省份	二级行政区	医院等级	角色
50	上海交通大学医学院附属仁济医院	上海	上海市	三级甲等	项目医院
51	江苏省人民医院(南京医科大学第一附属医院)	江苏	南京市	三级甲等	牵头医院
52	南京鼓楼医院(南京大学医学院附属鼓楼医院)	江苏	南京市	三级甲等	项目医院
53	江苏省肿瘤医院	江苏	南京市	三级甲等	项目医院
54	南京市第一医院	江苏	南京市	三级甲等	项目医院
55	徐州医学院附属医院	江苏	徐州市	三级甲等	项目医院
56	徐州市中心医院	江苏	徐州市	三级甲等	项目医院
57	连云港第一人民医院	江苏	连云港市	三级甲等	项目医院
58	南京鼓楼医院集团宿迁医院	江苏	宿迁市	三级甲等	项目医院
59	江苏省苏北人民医院	江苏	扬州市	三级甲等	项目医院
60	扬州大学附属医院(扬州市第一人民医院)	江苏	扬州市	三级甲等	项目医院
61	江苏大学附属医院	江苏	镇江市	三级甲等	项目医院
62	盐城市第一人民医院	江苏	盐城市	三级甲等	项目医院
63	无锡市人民医院	江苏	无锡市	三级甲等	项目医院
64	苏州大学附属第一医院	江苏	苏州市	三级甲等	项目医院
65	苏州市立医院东区	江苏	苏州市	三级甲等	项目医院
66	常州市第一人民医院	江苏	常州市	三级甲等	项目医院
67	常州市武进人民医院	江苏	常州市	二级甲等	项目医院
68	南通市第一人民医院(南通大学第二附属医院)	江苏	南通市	三级乙等	项目医院
69	淮安市第一人民医院	江苏	淮安市	三级乙等	项目医院
70	镇江市第四人民医院	江苏	镇江市	三级甲等	项目医院
71	东南大学附属中大医院	江苏	南京市	三级甲等	项目医院
72	常州市第三人民医院	江苏	常州市	三级乙等	项目医院
73	南京医科大学附属逸夫医院	江苏	南京市	三级甲等	项目医院

续表

编号	医院名称	省份	二级行政区	医院等级	角色
74	浙江大学医学院附属第二医院	浙江	杭州市	三级甲等	牵头医院
75	温州医科大学附属第一医院	浙江	温州市	三级甲等	项目医院
76	杭州市第一人民医院	浙江	杭州市	三级甲等	项目医院
77	浙江省人民医院	浙江	杭州市	三级甲等	项目医院
78	温州医科大学附属第二医院	浙江	温州市	三级甲等	项目医院
79	浙江大学医学院附属邵逸夫医院	浙江	杭州市	三级甲等	项目医院
80	杭州市红十字会医院	浙江	杭州市	三级甲等	项目医院
81	金华市中心医院	浙江	金华市	三级甲等	项目医院
82	衢州市人民医院	浙江	衢州市	三级甲等	项目医院
83	丽水市中心医院	浙江	丽水市	三级甲等	项目医院
84	丽水市人民医院	浙江	丽水市	三级甲等	项目医院
85	金华市人民医院	浙江	金华市	三级乙等	项目医院
86	余姚市人民医院	浙江	宁波市	三级乙等	项目医院
87	宁波市第一医院	浙江	宁波市	三级甲等	项目医院
88	浙江省台州医院	浙江	台州市	三级甲等	项目医院
89	温岭市第一人民医院	浙江	台州市	三级乙等	项目医院
90	浙江医院	浙江	杭州市	三级甲等	项目医院
91	湖州市中心医院	浙江	湖州市	三级甲等	项目医院
92	湖州市第一人民医院	浙江	湖州市	三级乙等	项目医院
93	中国科学院大学附属肿瘤医院	浙江	杭州市	三级甲等	项目医院
94	浙江省立同德医院	浙江	杭州市	三级甲等	项目医院
95	绍兴市人民医院	浙江	绍兴市	三级甲等	项目医院
96	浙江萧山医院	浙江	杭州市	三级乙等	项目医院
97	福建省立医院	福建	福州市	三级甲等	牵头医院
98	福建省漳州市医院（福建医科大学附属漳州市医院）	福建	漳州市	三级甲等	项目医院
99	厦门大学附属第一医院	福建	厦门市	三级甲等	项目医院

续表

编号	医院名称	省份	二级行政区	医院等级	角色
100	福建医科大学附属泉州第一医院	福建	泉州市	三级甲等	项目医院
101	福建医科大学附属第一医院	福建	福州市	三级甲等	项目医院
102	福建省福清市医院	福建	福州市	三级	项目医院
103	福建医科大学附属协和医院	福建	福州市	三级甲等	项目医院
104	福建省南平市第一医院	福建	南平市	三级甲等	项目医院
105	三明市第一医院	福建	三明市	三级甲等	项目医院
106	莆田学院附属医院	福建	莆田	三级甲等	项目医院
107	山东第一医科大学第一附属医院(山东省千佛山医院)	山东	济南市	三级甲等	牵头医院
108	山东第一医科大学附属省立医院(山东省立医院)	山东	济南市	三级甲等	项目医院
109	胜利油田中心医院	山东	东营市	三级甲等	项目医院
110	泰安市中心医院	山东	泰安市	三级甲等	项目医院
111	滕州市中心人民医院	山东	枣庄市	三级甲等	项目医院
112	山东大学齐鲁医院	山东	济南市	三级甲等	项目医院
113	淄博市中心医院	山东	淄博市	三级甲等	项目医院
114	聊城市人民医院	山东	聊城市	三级甲等	项目医院
115	滨州医学院附属医院	山东	滨州市	三级甲等	项目医院
116	青岛大学附属医院	山东	青岛市	三级甲等	项目医院
117	潍坊市人民医院	山东	潍坊市	三级甲等	项目医院
118	烟台毓璜顶医院	山东	烟台市	三级甲等	项目医院
119	青岛市中心医院	山东	青岛市	三级甲等	项目医院
120	临沂市人民医院	山东	临沂市	三级甲等	项目医院
121	山东大学齐鲁医院德州医院	山东	德州市	三级甲等	项目医院
122	济宁市第一人民医院	山东	济宁市	三级甲等	项目医院
123	山东大学第二医院	山东	济南市	三级甲等	项目医院

续表

编号	医院名称	省份	二级行政区	医院等级	角色
124	山东第一医科大学第二附属医院	山东	泰安市	三级甲等	项目医院
125	青岛市市立医院	山东	青岛市	三级甲等	项目医院
126	潍坊医学院附属医院	山东	潍坊市	三级甲等	项目医院
127	济宁医学院附属医院	山东	济宁市	三级甲等	项目医院
128	广东省人民医院(广东省医学科学院)	广东	广州市	三级甲等	牵头医院
129	汕头大学医学院第一附属医院	广东	汕头市	三级甲等	项目医院
130	中山大学附属第一医院	广东	广州市	三级甲等	项目医院
131	广州市红十字会医院	广东	广州市	三级甲等	项目医院
132	南方医科大学南方医院	广东	广州市	三级甲等	项目医院
133	中山大学附属第三医院	广东	广州市	三级甲等	项目医院
134	佛山市第一人民医院	广东	佛山市	三级甲等	项目医院
135	中山市人民医院	广东	中山市	三级甲等	项目医院
136	东莞东华医院	广东	东莞市	三级甲等	项目医院
137	北京大学深圳医院	广东	深圳市	三级甲等	项目医院
138	梅州市人民医院	广东	梅州市	三级甲等	项目医院
139	清远市人民医院	广东	清远市	三级甲等	项目医院
140	深圳市第二人民医院	广东	深圳市	三级甲等	项目医院
141	海南医学院第一附属医院	海南	海口市	三级甲等	牵头医院
142	海南省人民医院	海南	海口市	三级甲等	项目医院
143	三亚中心医院(海南省第三人民医院)	海南	三亚市	三级甲等	项目医院
144	山西医科大学第一医院	山西	太原市	三级甲等	牵头医院
145	忻州市人民医院	山西	忻州市	三级甲等	项目医院
146	山西省肿瘤医院	山西	太原市	三级甲等	项目医院
147	山西省人民医院	山西	太原市	三级甲等	项目医院
148	长治市人民医院	山西	长治市	三级甲等	项目医院
149	阳泉市第一人民医院	山西	阳泉市	三级甲等	项目医院

续表

编号	医院名称	省份	二级行政区	医院等级	角色
150	山西医科大学第二医院	山西	太原市	三级甲等	项目医院
151	太原市中心医院	山西	太原市	三级甲等	项目医院
152	长治医学院附属和平医院	山西	长治市	三级甲等	项目医院
153	大同市第三人民医院	山西	大同市	三级甲等	项目医院
154	山西省汾阳医院	山西	吕梁市	三级甲等	项目医院
155	吉林市人民医院	吉林	吉林市	三级甲等	牵头医院
156	吉林大学第一医院	吉林	长春市	三级甲等	项目医院
157	吉林大学第二医院	吉林	长春市	三级甲等	项目医院
158	吉林市中心医院	吉林	吉林市	三级甲等	项目医院
159	延边大学附属医院	吉林	延吉市	三级甲等	项目医院
160	哈尔滨医科大学附属第二医院	黑龙江	哈尔滨市	三级甲等	牵头医院
161	哈尔滨医科大学附属第一医院	黑龙江	哈尔滨市	三级甲等	项目医院
162	哈尔滨医科大学附属肿瘤医院	黑龙江	哈尔滨市	三级甲等	项目医院
163	哈尔滨医科大学附属第四医院	黑龙江	哈尔滨市	三级甲等	项目医院
164	牡丹江市第二人民医院	黑龙江	牡丹江市	三级甲等	项目医院
165	中国科学技术大学附属第一医院	安徽	合肥市	三级甲等	牵头医院
166	六安市人民医院	安徽	六安市	三级甲等	项目医院
167	蚌埠医学院第一附属医院	安徽	蚌埠市	三级甲等	项目医院
168	马鞍山市人民医院	安徽	马鞍山市	三级乙等	项目医院
169	阜阳市人民医院	安徽	阜阳市	三级甲等	项目医院
170	滁州市第一人民医院	安徽	滁州市	三级甲等	项目医院
171	安徽医科大学第一附属医院	安徽	合肥市	三级甲等	项目医院
172	淮北市人民医院	安徽	淮北市	三级甲等	项目医院
173	皖南医学院第一附属医院	安徽	芜湖市	三级甲等	项目医院

续表

编号	医院名称	省份	二级行政区	医院等级	角色
174	桐城市人民医院	安徽	安庆市	二级甲等	项目医院
175	南昌大学第二附属医院	江西	南昌市	三级甲等	牵头医院
176	江西省人民医院	江西	南昌市	三级甲等	项目医院
177	南昌大学第一附属医院	江西	南昌市	三级甲等	项目医院
178	南昌市第一医院	江西	南昌市	三级甲等	项目医院
179	赣南医学院第一附属医院	江西	赣州市	三级甲等	项目医院
180	赣州市人民医院	江西	赣州市	三级甲等	项目医院
181	井冈山大学附属医院	江西	吉安市	三级甲等	项目医院
182	郑州大学第一附属医院	河南	郑州市	三级甲等	牵头医院
183	郑州大学第五附属医院	河南	郑州市	三级甲等	项目医院
184	商丘市第一人民医院	河南	商丘市	三级甲等	项目医院
185	河南大学第一附属医院	河南	开封市	三级甲等	项目医院
186	南阳市中心医院	河南	南阳市	三级甲等	项目医院
187	新乡医学院第一附属医院	河南	新乡市	三级甲等	项目医院
188	郑州市中心医院	河南	郑州市	三级甲等	项目医院
189	新乡市中心医院	河南	新乡市	三级甲等	项目医院
190	安阳市人民医院	河南	安阳市	三级甲等	项目医院
191	河南科技大学第一附属医院	河南	洛阳市	三级甲等	项目医院
192	黄河三门峡医院	河南	三门峡市	三级甲等	项目医院
193	河南省人民医院	河南	郑州市	三级甲等	项目医院
194	郑州大学第二附属医院	河南	郑州市	三级甲等	项目医院
195	平顶山市第一人民医院	河南	平顶山市	三级甲等	项目医院
196	郑州市人民医院	河南	郑州市	三级甲等	项目医院
197	焦作市第二人民医院	河南	焦作市	三级甲等	项目医院

续表

编号	医院名称	省份	二级行政区	医院等级	角色
198	南阳市第一人民医院	河南	南阳市	二级甲等	项目医院
199	漯河市中心医院	河南	漯河市	三级甲等	项目医院
200	周口市中心医院	河南	周口市	三级甲等	项目医院
201	洛阳市中心医院	河南	洛阳市	三级甲等	项目医院
202	驻马店市中心医院	河南	驻马店市	三级甲等	项目医院
203	信阳市中心医院	河南	信阳市	三级甲等	项目医院
204	河南省肿瘤医院(郑州大学附属肿瘤医院)	河南	郑州市	三级甲等	项目医院
205	郑州市中医院	河南	郑州市	三级甲等	项目医院
206	华中科技大学同济医学院附属同济医院	湖北	武汉市	三级甲等	牵头医院
207	襄阳市中心医院	湖北	襄阳市	三级甲等	项目医院
208	孝感市中心医院	湖北	孝感市	三级甲等	项目医院
209	宜昌市中心医院	湖北	宜昌市	三级甲等	项目医院
210	宜昌市第二人民医院	湖北	宜昌市	三级甲等	项目医院
211	随州市中心医院	湖北	随州市	三级甲等	项目医院
212	武汉市中心医院	湖北	武汉市	三级甲等	项目医院
213	华中科技大学同济医学院附属协和医院	湖北	武汉市	三级甲等	项目医院
214	荆州市第一人民医院	湖北	荆州市	三级甲等	项目医院
215	十堰市太和医院	湖北	十堰市	三级甲等	项目医院
216	襄阳市第一人民医院	湖北	襄阳市	三级甲等	项目医院
217	中国人民解放军中部战区总医院	湖北	武汉市	三级甲等	项目医院
218	黄石市中心医院	湖北	黄石市	三级甲等	项目医院
219	鄂州市中心医院	湖北	鄂州市	三级甲等	项目医院

续表

编号	医院名称	省份	二级行政区	医院等级	角色
220	中南大学湘雅医院	湖南	长沙市	三级甲等	牵头医院
221	中南大学湘雅二医院	湖南	长沙市	三级甲等	项目医院
222	衡阳市第一人民医院	湖南	衡阳市	三级甲等	项目医院
223	株洲市中心医院	湖南	株洲市	三级甲等	项目医院
224	湘潭市中心医院	湖南	湘潭市	三级甲等	项目医院
225	邵阳市中心医院	湖南	邵阳市	三级甲等	项目医院
226	湖南省人民医院天心阁院区	湖南	长沙市	三级甲等	项目医院
227	湖南省郴州市第一人民医院	湖南	郴州市	三级甲等	项目医院
228	南华大学附属第一医院	湖南	衡阳市	三级甲等	项目医院
229	南华大学附属长沙中心医院	湖南	长沙市	三级甲等	项目医院
230	湖南岳阳市二院	湖南	岳阳市	三级甲等	项目医院
231	湖南怀化市第一人民医院	湖南	怀化市	三级甲等	项目医院
232	中南大学湘雅三医院	湖南	长沙市	三级甲等	项目医院
233	常德市第一人民医院	湖南	常德市	三级甲等	项目医院
234	邵阳学院附属第一医院	湖南	邵阳市	三级甲等	项目医院
235	内蒙古自治区人民医院	内蒙古	呼和浩特市	三级甲等	牵头医院
236	内蒙古林业总医院	内蒙古	牙克石市	三级甲等	项目医院
237	赤峰市医院	内蒙古	赤峰市	三级甲等	项目医院
238	内蒙古科技大学包头医学院第一附属医院	内蒙古	包头市	三级甲等	项目医院
239	陆军特色医学中心(大坪医院)	重庆	重庆市	三级甲等	牵头医院
240	重庆市人民医院	重庆	重庆市	三级甲等	项目医院
241	重庆医科大学附属第二医院	重庆	重庆市	三级甲等	项目医院
242	重庆三峡中心医院	重庆	重庆市	三级甲等	项目医院
243	重庆市红十字会医院	重庆	重庆市	二级甲等	项目医院
244	广西医科大学第一附属医院	广西	南宁市	三级甲等	牵头医院
245	广西医科大学第二附属医院	广西	南宁市	三级甲等	项目医院

续表

编号	医院名称	省份	二级行政区	医院等级	角色
246	桂林医学院附属医院	广西	桂林市	三级甲等	项目医院
247	桂林市人民医院	广西	桂林市	三级甲等	项目医院
248	南宁市第一人民医院	广西	南宁市	三级甲等	项目医院
249	南宁市第二人民医院	广西	南宁市	三级甲等	项目医院
250	电子科技大学附属医院·四川省人民医院	四川	成都市	三级甲等	牵头医院
251	绵阳中心医院	四川	绵阳市	三级甲等	项目医院
252	芦山县人民医院	四川	芦山县	二级甲等	项目医院
253	成都市第五人民医院	四川	成都市	二级甲等	项目医院
254	宜宾市第二人民医院	四川	宜宾市	三级甲等	项目医院
255	贵州医科大学附属医院	贵州	贵阳市	三级甲等	牵头医院
256	贵州省人民医院	贵州	贵阳市	三级甲等	项目医院
257	贵阳市第一人民医院	贵州	贵阳市	三级甲等	项目医院
258	遵义医科大学附属医院	贵州	遵义市	三级甲等	项目医院
259	毕节市第一人民医院	贵州	毕节市	三级甲等	项目医院
260	黔南州人民医院	贵州	黔南布依族苗族自治州	三级甲等	项目医院
261	遵义市第一人民医院	贵州	遵义市	三级甲等	项目医院
262	昆明医科大学第一附属医院	云南	昆明市	三级甲等	牵头医院
263	云南省第一人民医院	云南	昆明市	三级甲等	项目医院
264	昆明医科大学第三附属医院	云南	昆明市	三级甲等	项目医院
265	昆明医科大学第六附属医院	云南	玉溪市	三级甲等	项目医院
266	云南省第二人民医院	云南	昆明市	三级甲等	项目医院
267	云南省滇南中心医院(红河州第一人民医院)	云南	红河哈尼族彝族自治州	三级甲等	项目医院
268	保山市人民医院	云南	保山市	三级甲等	项目医院
269	楚雄彝族自治州人民医院	云南	楚雄州	三级甲等	项目医院

续表

编号	医院名称	省份	二级行政区	医院等级	角色
270	陕西省人民医院	陕西	西安市	三级甲等	牵头医院
271	中国人民解放军空军军医大学第一附属医院	陕西	西安市	三级甲等	项目医院
272	中国人民解放军空军军医大学第二附属医院	陕西	西安市	三级甲等	项目医院
273	西安交通大学第二附属医院(西北医院)	陕西	西安市	三级甲等	项目医院
274	西安国际医学中心医院	陕西	西安市	三级	项目医院
275	西北大学附属医院·西安市第三医院	陕西	西安市	三级乙等	项目医院
276	宝鸡市中心医院	陕西	宝鸡市	三级甲等	项目医院
277	铜川市人民医院	陕西	铜川市	三级甲等	项目医院
278	延安大学附属医院	陕西	延安市	三级甲等	项目医院
279	兰州大学第一医院	甘肃	兰州市	三级甲等	牵头医院
280	兰州大学第二医院	甘肃	兰州市	三级甲等	项目医院
281	青海省人民医院	青海	西宁市	三级甲等	牵头医院
282	青海红十字医院	青海	西宁市	三级甲等	项目医院
283	宁夏回族自治区人民医院	宁夏	银川市	三级甲等	牵头医院
284	宁夏医科大学总医院	宁夏	银川市	三级甲等	项目医院
285	银川市第一人民医院	宁夏	银川市	三级甲等	项目医院
286	新疆医科大学第一附属医院	新疆	乌鲁木齐市	三级甲等	牵头医院
287	新疆医科大学附属肿瘤医院	新疆	乌鲁木齐市	三级甲等	项目医院
288	新疆克拉玛依市中心医院	新疆	克拉玛依市	三级甲等	项目医院
289	乌鲁木齐市友谊医院	新疆	乌鲁木齐市	三级甲等	项目医院
290	新疆生产建设兵团第十三师红星医院	新疆	哈密市	三级甲等	项目医院
291	巴音郭楞蒙古自治州人民医院	新疆	库尔勒市	三级甲等	项目医院

参考文献

［1］ YANG B, HUANG X, LIU Q, et al. Child Nutrition Trends Over the Past Two Decades and Challenges for Achieving Nutrition SDGs and National Targets in China [J]. Int J Environ Res Public Health, 2020, 17 (4): 1129.

［2］ WEI W, JIANG W, HAN T, et al. The future of prevention and treatment of diabetes with nutrition in China [J]. Cell Metabolism, 2021, 33 (10): 1908-1910.

［3］ LI S, CHENG X, ZHAO L, et al. Anemia of School-Age Children in Primary Schools in Southern China Should Be Paid More Attention despite the Significant Improvement at National Level: Based on Chinese Nutrition and Health Surveillance Data (2016-2017) [J]. Nutrients, 2021, 13 (11): 3705.

［4］ ZHENG H, HUANG Y, SHI Y, et al. Nutrition Status, Nutrition Support Therapy, and Food Intake are Related to Prolonged Hospital Stays in China: Results from the NutritionDay 2015 Survey [J]. Annals of Nutrition & Metabolism, 2016, 69 (3-4): 215-225.

［5］ LI T, ZHANG Y, GONG C, et al. Prevalence of malnutrition and analysis of related factors in elderly patients with COVID-19 in Wuhan, China [J]. European Journal of Clinical Nutrition, 2020, 74 (6): 871-875.

［6］ LV S, RU S. The prevalence of malnutrition and its effects on the all-cause mortality among patients with heart failure: A systematic review and meta-analysis [J]. PloS One, 2021, 16 (10): e0259300.

［7］ LIU J, HUANG Z, HUANG H, et al. Malnutrition in patients with coronary artery disease: Prevalence and mortality in a 46, 485 Chinese cohort study [J]. Nutrition, Metabolism, and Cardiovascular Diseases, 2022, 32 (5): 1186-1194.

［8］ XU H, SONG C, FU Z, et al. Malnutrition and Quality of Life in Chinese Cancer Patients: a Clinical Study of 23 994 Subjects [J]. Journal of Nutritional Oncology, 2021, 6 (1): 16-32.

［9］ CEDERHOLM T, BARAZZONI R, AUSTIN P, et al. ESPEN guidelines on definitions and terminology of clinical nutrition [J]. Clin Nutr, 2017, 36 (1): 49-64.

［10］ ZHANG G, PAN Y, ZHANG R, et al. Prevalence and Prognostic Significance of Malnutrition Risk in Patients With Acute Ischemic Stroke: Results From the Third China

National Stroke Registry [J]. Stroke, 2022, 53 (1): 111-119.

［11］ LENGFELDER L, MAHLKE S, MOORE L, et al. Prevalence and impact of malnutrition on length of stay, readmission, and discharge destination [J]. J Parenter Enteral Nutr, 2022, 46 (6): 1335-1342.

［12］ SUN Z, KONG X J, JING X, et al. Nutritional Risk Screening 2002 as a Predictor of Postoperative Outcomes in Patients Undergoing Abdominal Surgery: A Systematic Review and Meta-Analysis of Prospective Cohort Studies [J]. PLoS One, 2015, 10 (7): e0132857.

［13］ XU R, CHEN X D, DING Z. Perioperative nutrition management for gastric cancer [J]. Nutrition, 2022 (93): 111492.

［14］ HUANG W J, FAN X X, YANG Y H, et al. A review on the Role of Oral Nutritional Supplements in Chronic Obstructive Pulmonary Disease [J]. The Journal of Nutrition, Health & Aging, 2022, 26 (7): 723-731.

［15］ CHEN B, LIU W, CHEN Y, et al. Effect of Poor Nutritional Status and Comorbidities on the Occurrence and Outcome of Pneumonia in Elderly Adults [J]. Frontiers In Medicine, 2021 (8): 719530.

［16］ YANG Z W, WEI X B, FU B Q, et al. Prevalence and Prognostic Significance of Malnutrition in Hypertensive Patients in a Community Setting [J]. Frontiers In Nutrition, 2022 (9): 822376.

［17］ LI Z, CHEN W, LI H, et al. Nutrition support in hospitalized cancer patients with malnutrition in China [J]. Asia Pacific Journal of Clinical Nutrition, 2018, 27 (6): 1216-1224.

［18］ SCHUETZ P, FEHR R, BAECHLI V, et al. Individualised nutritional support in medical inpatients at nutritional risk: a randomised clinical trial [J]. Lancet, 2019, 393 (10188): 2312-2321.

［19］ BARGETZI L, BRACK C, HERRMANN J, et al. Nutritional support during the hospital stay reduces mortality in patients with different types of cancers: secondary analysis of a prospective randomized trial [J]. Ann Oncol, 2021, 32 (8): 1025-1033.

［20］ 李素云, 喻姣花, 曾莉, 等. 住院患者营养风险筛查及营养支持状况分析 [J]. 护理学杂志, 2016, 31 (21): 99-102.

［21］ 蒋朱明, 陈伟, 朱赛楠. 中国东、中、西部大城市三甲医院营养不良 (不足)、营养风险发生率及营养支持应用状况调查 [J]. 中国临床营养杂志, 2008, 16 (6): 335-337.

［22］ 崔红元, 朱明炜, 韦军民, 等. 不同疾病患者住院期间营养状态变化的调查研究 [J]. 中华外科杂志, 2017, 55 (4): 297-302.

［23］ 中国肥胖问题工作组. 中国成人超重和肥胖症预防与控制指南 (节录)[J]. 营养学报, 2004, 26 (01): 1-4.

［24］ 席焕久, 陈昭. 人体测量方法 [M]. 2 版. 北京: 科学出版社, 2010.

［25］ 国家卫生健康委员会疾病预防控制局, 国家心血管病中心, 中国医学科学院阜外医院, 等. 中国高血压健康管理规范 (2019)[J]. 中华心血管病杂志, 2020, 48 (01): 10-46.

［26］ 蒋朱明, 朱明炜, 赵维纲, 等. 列入临床诊疗指南和国家卫生和计划生育委员会

行业标准的营养风险筛查 2002 工具实用表格及注意事项 [J]. 中华临床营养杂志, 2017, 25 (005): 263-267.

［27］ CEDERHOLM T, JENSEN G L, CORREIA M, et al. GLIM criteria for the diagnosis of malnutrition-A consensus report from the global clinical nutrition community [J]. Clinical Nutrition, 2019, 38 (1): 1-9.

［28］ XU L B, SHI M M, HUANG Z X, et al. Impact of malnutrition diagnosed using Global Leadership Initiative on Malnutrition criteria on clinical outcomes of patients with gastric cancer [J]. JPEN J Parenter Enteral Nutr, 2022, 46 (2): 385-394.

［29］ ZHANG X, PANG L, SHARMA S V, et al. Malnutrition and overall survival in older patients with cancer [J]. Clin Nutr, 2021, 40 (3): 966-977.

［30］ COTOGNI P, STRAGLIOTTO S, OSSOLA M, et al. The Role of Nutritional Support for Cancer Patients in Palliative Care [J]. Nutrients, 2021, 13 (2): 306.

［31］ ARENDS J. Struggling with nutrition in patients with advanced cancer: nutrition and nourishment-focusing on metabolism and supportive care [J]. Ann Oncol, 2018, 29 (suppl 2): ii27-ii34.

［32］ AL-SULAITI H, DIBOUN I, AGHA M V, et al. Metabolic signature of obesity-associated insulin resistance and type 2 diabetes [J]. J Transl Med, 2019, 17 (1): 348.

［33］ POWELL-WILEY T M, POIRIER P, BURKE L E, et al. Obesity and Cardiovascular Disease: A Scientific Statement From the American Heart Association [J]. Circulation, 2021, 143 (21): e984-e1010.

［34］ AVGERINOS K I, SPYROU N, MANTZOROS C S, et al. Obesity and cancer risk: Emerging biological mechanisms and perspectives [J]. Metabolism, 2019, 92 (1): 21-35.

［35］ CEDERHOLM T, JENSEN G L, CORREIA M, et al. GLIM criteria for the diagnosis of malnutrition-A consensus report from the global clinical nutrition community [J]. Clin Nutr, 2019, 38 (1): 1-9.

［36］ MCKIRDY S, NICHOLS B, WILLIAMSON S, et al. Handgrip strength as a surrogate marker of lean mass and risk of malnutrition in paediatric patients [J]. Clin Nutr, 2021, 40 (9): 5189-5195.

［37］ LU Y, LI G, FERRARI P, et al. Associations of handgrip strength with morbidity and all-cause mortality of cardiometabolic multimorbidity [J]. BMC Med, 2022, 20 (1): 191.

［38］ KIM G H, SONG B K, KIM J W, et al. Associations between relative grip strength and type 2 diabetes mellitus: The Yangpyeong cohort of the Korean genome and epidemiology study [J]. PLoS One, 2021, 16 (8): e0256550.

［39］ GU Y, LI X, ZHANG Q, et al. Grip strength and depressive symptoms in a large-scale adult population: The TCLSIH cohort study [J]. J Affect Disord, 2021, 279 (2): 22-28.

［40］ CHITES V S, TEIXEIRA P P, LIMA J, et al. Reduced Handgrip Strength in Hospital Admission Predicts Prolonged Hospital Stay and Death but Is Not Accurate to Identify Malnutrition: A Longitudinal Study of Reduced Handgrip Strength in Hospitalized

Patients [J]. J Parenter Enteral Nutr, 2021, 45 (5): 1016-1022.

[41] CONTRERAS-BOLÍVAR V, SÁNCHEZ-TORRALVO F J, RUIZ-VICO M, et al. GLIM Criteria Using Hand Grip Strength Adequately Predict Six-Month Mortality in Cancer Inpatients [J]. Nutrients, 2019, 11 (9): 2043.

[42] LANDI F, RUSSO A, LIPEROTI R, et al. Midarm muscle circumference, physical performance and mortality: results from the aging and longevity study in the Sirente geographic area (ilSIRENTE study)[J]. Clinical Nutrition, 2010, 29 (4): 441-447.

[43] TSAI A C H, LAI M C, CHANG T L. Mid-arm and calf circumferences (MAC and CC) are better than body mass index (BMI) in predicting health status and mortality risk in institutionalized elderly Taiwanese [J]. Archives of Gerontology and Geriatrics, 2012, 54 (3): 443-447.

[44] WEI J, JIAO J, CHEN C L, et al. The association between low calf circumference and mortality: a systematic review and meta-analysis [J]. European Geriatric Medicine, 2022, 13 (3): 597-609.

[45] FERNANDES D P S, JUVANHOL L L, LOZANO M, et al. Calf circumference is an independent predictor of mortality in older adults: An approach with generalized additive models [J]. Nutrition In Clinical Practice, 2022, 37 (5): 1190-1198.

[46] NICHOLS D C, FLANNERY A H, MAGNUSON B L, et al. Prealbumin Is Associated With In-Hospital Mortality in Critically Ill Patients [J]. Nutr Clin Pract, 2020, 35 (3): 572-577.

[47] KELLER U. Nutritional Laboratory Markers in Malnutrition [J]. J Clin Med, 2019, 8 (6): 775.

[48] QUISPE R, MARTIN S S, MICHOS E D, et al. Remnant cholesterol predicts cardiovascular disease beyond LDL and ApoB: a primary prevention study [J]. Eur Heart J, 2021, 42 (42): 4324-4332.

[49] HOU W, YU X, FAN X, et al. The association of 14-year dietary cholesterol trajectories with the risk of cardio-metabolic diseases, all-cause mortality and serum lipids [J]. Eur J Clin Nutr, 2021, 75 (2): 283-290.

[50] LUKASKI H C, KYLE U G, KONDRUP J. Assessment of adult malnutrition and prognosis with bioelectrical impedance analysis: phase angle and impedance ratio [J]. Curr Opin Clin Nutr Metab Care, 2017, 20 (5): 330-339.

[51] MATTIELLO R, AMARAL M A, MUNDSTOCK E, et al. Reference values for the phase angle of the electrical bioimpedance: Systematic review and meta-analysis involving more than 250 000 subjects [J]. Clin Nutr, 2020, 39 (5): 1411-1417.

[52] VIERTEL M, BOCK C, REICH M, et al. Performance of CT-based low skeletal muscle index, low mean muscle attenuation, and bioelectric impedance derived low phase angle in the detection of an increased risk of nutrition related mortality [J]. Clin Nutr, 2019, 38 (5): 2375-2380.

[53] GOMES F, SCHUETZ P, BOUNOURE L, et al. ESPEN guidelines on nutritional support

for polymorbid internal medicine patients [J]. Clinical Nutrition, 2018, 37 (1): 336-353.

[54] KONDRUP J, RASMUSSEN H H, HAMBERG O, et al. Nutritional risk screening (NRS 2002): a new method based on an analysis of controlled clinical trials [J]. Clinical Nutrition, 2003, 22 (3): 321-336.

[55] HERSBERGER L, BARGETZI L, BARGETZI A, et al. Nutritional risk screening (NRS 2002) is a strong and modifiable predictor risk score for short-term and long-term clinical outcomes: secondary analysis of a prospective randomised trial [J]. Clinical Nutrition, 2020, 39 (9): 2720-2729.

[56] KUFELDT J, VIEHRIG M, SCHWEIKERT D, et al. Treatment of malnutrition decreases complication rates and shortens the length of hospital stays in a radiation oncology department [J]. Strahlenther Onkol, 2018, 194 (11): 1049-1059.

[57] KORFALI G, GÜNDOĞDU H, AYDINTUĞ S, et al. Nutritional risk of hospitalized patients in Turkey [J]. Clinical Nutrition, 2009, 28 (5): 533-537.

[58] KONDRUP J, JOHANSEN N, PLUM L M, et al. Incidence of nutritional risk and causes of inadequate nutritional care in hospitals [J]. Clinical Nutrition, 2002, 21 (6): 461-468.

[59] LIANG X, JIANG Z M, NOLAN M T, et al. Comparative survey on nutritional risk and nutritional support between Beijing and Baltimore teaching hospitals [J]. Nutrition, 2008, 24 (10): 969-976.

[60] SORENSEN J, KONDRUP J, PROKOPOWICZ J, et al. EuroOOPS: an international, multicentre study to implement nutritional risk screening and evaluate clinical outcome [J]. Clinical Nutrition, 2008, 27 (3): 340-349.

[61] DOS SANTOS H A V, LEANDRO-MERHI V A. Can the Nutritional Risk Screening (NRS-2002) predict unfavorable clinical outcome in hospitalized elderly patients？[J]. Aging Clin Exp Res, 2022, 34 (5): 1165-1169.

[62] DE PINHO N B, MARTUCCI R B, RODRIGUES V D, et al. Malnutrition associated with nutrition impact symptoms and localization of the disease: Results of a multicentric research on oncological nutrition [J]. Clinical Nutrition, 2019, 38 (3): 1274-1279.

[63] GALOBARDES B, SHAW M, LAWLOR D A, et al. Indicators of socioeconomic position (part 1)[J]. J Epidemiol Community Health, 2006, 60 (1): 7-12.

[64] FELDER S, BRAUN N, STANGA Z, et al. Unraveling the Link between Malnutrition and Adverse Clinical Outcomes: Association of Acute and Chronic Malnutrition Measures with Blood Biomarkers from Different Pathophysiological States [J]. Annals of Nutrition & Metabolism, 2016, 68 (3): 164-172.

[65] UKLEJA A, GILBERT K, MOGENSEN K M, et al. Standards for Nutrition Support: Adult Hospitalized Patients [J]. Nutrition In Clinical Practice, 2018, 33 (6): 906-920.

[66] ALLARD J P, KELLER H, GRAMLICH L, et al. GLIM criteria has fair sensitivity and specificity for diagnosing malnutrition when using SGA as comparator [J]. Clinical Nutrition, 2020, 39 (9): 2771-2777.

［67］ KARAVETIAN M, SALHAB N, RIZK R, et al. Malnutrition-Inflammation Score VS Phase Angle in the Era of GLIM Criteria: A Cross-Sectional Study among Hemodialysis Patients in UAE [J]. Nutrients, 2019, 11 (11): 2771.

［68］ SKEIE E, TANGVIK R J, NYMO L S, et al. Weight loss and BMI criteria in GLIM's definition of malnutrition is associated with postoperative complications following abdominal resections-Results from a National Quality Registry [J]. Clinical Nutrition, 2020, 39 (5): 1593-1599.

［69］ MAEDA K, ISHIDA Y, NONOGAKI T, et al. Reference body mass index values and the prevalence of malnutrition according to the Global Leadership Initiative on Malnutrition criteria [J]. Clinical Nutrition, 2020, 39 (1): 180-184.

［70］ BRITO J E, BURGEL C F, LIMA J, et al. GLIM criteria for malnutrition diagnosis of hospitalized patients presents satisfactory criterion validity: A prospective cohort study [J]. Clinical Nutrition, 2021, 40 (6): 4366-4372.

［71］ YILMAZ M, ATILLA F D, SAHIN F, et al. The effect of malnutrition on mortality in hospitalized patients with hematologic malignancy [J]. Supportive care in cancer, 2020, 28 (3): 1441-1448.

［72］ MATSUMOTO Y, IWAI K, NAMIKAWA N, et al. The relationship between existing nutritional indicators and Global Leadership Initiative on Malnutrition (GLIM) criteria: A one-institution cross-sectional analysis [J]. Clinical Nutrition, 2020, 39 (10): 3099-3104.

［73］ MARSHALL K M, LOELIGER J, NOLTE L, et al. Prevalence of malnutrition and impact on clinical outcomes in cancer services: A comparison of two time points [J]. Clinical Nutrition, 2019, 38 (2): 644-651.

［74］ ARNOLD M, KARIM-KOS H E, COEBERGH J W, et al. Recent trends in incidence of five common cancers in 26 European countries since 1988: Analysis of the European Cancer Observatory [J]. Eur J Cancer, 2015, 51 (9): 1164-1187.

［75］ YANCIK R. Population aging and cancer: a cross-national concern [J]. Cancer J, 2005, 11 (6): 437-441.

［76］ ZHANG X, TANG M, ZHANG Q, et al. The GLIM criteria as an effective tool for nutrition assessment and survival prediction in older adult cancer patients [J]. Clinical Nutrition, 2021, 40 (3): 1224-1232.

［77］ DO PRADO C D, CAMPOS J A. Nutritional status of patients with gastrointestinal cancer receiving care in a public hospital, 2010-2011 [J]. Nutr Hosp, 2013, 28 (2): 405-411.

［78］ TAYLOR B E, MCCLAVE S A, MARTINDALE R G, et al. Guidelines for the Provision and Assessment of Nutrition Support Therapy in the Adult Critically Ⅲ Patient: Society of Critical Care Medicine (SCCM) and American Society for Parenteral and Enteral Nutrition (ASPEN)[J]. Crit Care Med, 2016, 44 (2): 390-438.

［79］ HÉBUTERNE X, LEMARIÉ E, MICHALLET M, et al. Prevalence of malnutrition and current use of nutrition support in patients with cancer [J]. JPEN J Parenter Enteral Nutr, 2014, 38 (2): 196-204.

［80］ SKEIE E, SYGNESTVEIT K, NILSEN R M, et al. Prevalence of patient at risk of malnutrition and nutritional routines among surgical and non-surgical patients at a large university hospital during the years 2008-2018 [J]. Clinical Nutrition, 2021, 40 (7): 4738-4744.

［81］ HERSBERGER L, DIETZ A, BÜRGLER H, et al. Individualized Nutritional Support for Hospitalized Patients With Chronic Heart Failure [J]. J Am Coll Cardiol, 2021, 77 (18): 2307-2319.

［82］ SUN H, ZHANG L, ZHANG P, et al. A comprehensive nutritional survey of hospitalized patients: Results from nutritionDay 2016 in China [J]. PLoS One, 2018, 13 (3): e0194312.

［83］ BARGETZI L, BRACK C, HERRMANN J, et al. Nutritional support during the hospital stay reduces mortality in patients with different types of cancers: secondary analysis of a prospective randomized trial [J]. Annals of Oncology, 2021, 32 (8): 1025-1033.

［84］ VIRIZUELA J A, CAMBLOR-ÁLVAREZ M, LUENGO-PÉREZ L M, et al. Nutritional support and parenteral nutrition in cancer patients: an expert consensus report [J]. Clin Transl Oncol, 2018, 20 (5): 619-629.

［85］ LEWIS S R, SCHOFIELD-ROBINSON O J, ALDERSON P, et al. Enteral versus parenteral nutrition and enteral versus a combination of enteral and parenteral nutrition for adults in the intensive care unit [J]. Cochrane Database Syst Rev, 2018, 6 (6): Cd012276.

［86］ JENSEN G L, CEDERHOLM T, CORREIA M, et al. GLIM Criteria for the Diagnosis of Malnutrition: A Consensus Report From the Global Clinical Nutrition Community [J]. Journal of parenteral and enteral nutrition, 2019, 43 (1): 32-40.